CONTRIBUTION A L'ETUDE

DE LA

DYSPNÉE URÉMIQUE

PAR

Lucien PERRINEAU,

Docteur en Médecine de la Faculté de Paris.

PARIS

A. PARENT, IMPRIMEUR DE LA FACULTE DE MÉDECINE

29-31, RUE MONSIEUR-LE-PRINCE, 29-31

1879

CONTRIBUTION A L'ETUDE

DE LA

DYSPNÉE URÉMIQUE

PAR

Lucien PERRINEAU,
Docteur en Médecine de la Faculté de Paris.

PARIS
A. PARENT, IMPRIMEUR DE LA FACULTE DE MÉDECINE
29-31, RUE MONSIEUR-LE-PRINCE, 29-31

1879

A MES PARENTS

A MES MAITRES

A MES AMIS

A MON PRÉSIDENT DE THÈSE

M. LE PROFESSEUR G. SEE

Membre de l'Académie de médecine,
Officier de la Légion d'Honneur, etc.

CONTRIBUTION A L'ÉTUDE

DE LA

DYSPNÉE URÉMIQUE

INTRODUCTION.

Dans le courant du mois de juin dernier, ayant eu la bonne fortune d'observer simultanément, dans le service de notre maître, M. le professeur Sée, à l'Hôtel-Dieu, trois cas d'urémie à forme dyspnéique et, conseillé en cela par son chef de clinique, M. le Docteur Raymond, nous avons pris pour sujet de la thèse inaugurale que nous soumettons aujourd'hui à la bienveillante appréciation de nos juges, l'étude de ce symptôme.

Nous n'avons pas la prétention de venir en donner une explication définitive. Plus modeste est notre intention et nous ne voulons que présenter ici l'exposé des travaux qui ont été faits sur cette question, y relater les observations que nous avons pu recueillir nous-même, y joindre le résumé des observations que nous avons trouvées dans les auteurs et en tirer quelques conclusions. Nous apporte rons ainsi notre faible tribut ; heureux si, par la collection d'observations que nous donnons ici, par une bibliographie consciencieusement étudiée, nous pouvons faciliter à ceux qui viendront après nous, les recherches qu'ils pourront entreprendre sur ce point intéressant.

HISTORIQUE.

L'étude du symptôme dyspnée dans l'urémie date d'une quarantaine d'années. Non pas que ce phénomène ait échappé aux observateurs plus anciens, leurs ouvrages prouvent le contraire ; mais ils se sont bornés à constater le fait, sans l'accompagner de commentaires, ou bien ils l'expliquaient par des lésions qui souvent n'étaient pas en rapport avec la gravité de l'appareil symptomatique.

Hippocrate, Galien, Cœlius Aurelianus disent que la maladie des reins produit souvent l'anasarque, mais, se bornant à cette accusation, ils ne mentionnent aucun des accidents qui nous occupent.

Arétée signale le coma chez les hydropiques.

Cotugno, Wels, Abercrombie signalent la présence du sérum dans l'urine des hydropiques.

Morgagni dans ses Recherches sur le siége et les causes des maladies (liv. III, lettre 41ᵉ) donne plusieurs observations assez curieuses et que je demande à citer en partie... « Paulo post, urina suppressa est, non sine vomitu, et do- « lore interdum ad lumbum sinistrum. Urina tamen ali- « quoties postea excrevit, sed paucam et saturati lexivii si- « milem et cum dolore ; tandem corpus universum intum- « uit et, accedente laboriosa ac magna respiratione, pos- « tridie, circa vigesimum primum à suppressione diem, « mors ingruit. » Les reins étaient un peu plus gros que d'ordinaire ; il y avait dans l'abdomen un épanchement d'odeur urineuse qui prit en masse par la chaleur, *ut ovi albumen*.

Le même auteur parle d'un homme qui, atteint de suppression d'urine, mourut au milieu de symptômes convulsifs. Morgagni accuse nettement le sang vicié d'être cause de ces accidents : « quam vitiatus esset sanguis, non difficile est conjicere. »

Bartholin, cité par Bonnet (Sepulcretum, t. I, p. 711), parle d'un jeune homme mort après avoir éprouvé une forte dyspnée et chez lequel on trouva un calcul de la grosseur du pouce dans l'uretère du côté droit.

Bright, en 1827, dans son premier mémoire, note les accidents cérébraux, mais il ne parle pas de la dyspnée ; son second mémoire, paru en 1836, n'en parle pas non plus. En 1840, dans *Guy's hosp. report*, il cite une observation de malade atteint de néphrite et qui présenta des phénomènes dyspnéiques parfaitement tranchés.

Grégory, Wilson, Christison (1833) constatent les désordres cérébraux survenant dans la maladie de Bright.

En 1839, Addison étudie ces mêmes accidents, mais ne parle pas de la dyspnée.

En 1840-41, Rayer, en France, étudiait aussi ces accidents cérébraux, et parlait de la dyspnée ; ce phénomène se rencontre dans plusieurs des observations que renferme son traité des maladies des reins et n'est pas toujours expliqué par les lésions trouvées à l'autopsie.

L'année précédente, Martin-Solon avait fait paraître son traité de l'albuminurie et, malgré la constatation de la dyspnée, n'en avait pas fait autrement mention.

Heaton paraît être le premier qui, en 1844, dans *London méd. Gazette*, décrivit la dyspnée urémique.

Picard, en 1849, signale la dyspnée dans les néphrites,

mais l'explique par des complications du côté des appareils de la respiration ou de la circulation survenant dans la plupart des cas.

En 1852, M. le professeur Lasègue étudiait les symptômes cérébraux survenant au cours de la maladie de Bright; mais il ne s'occupait pas de la dyspnée.

La même année M. Gallouin, dans sa thèse sur les accidents et complications de la néphrite parenchymateuse, ne parle pas de la dyspnée sans lésions.

Rien de bien caractéristique pour notre sujet dans la thèse de M. Pitou (1854) sur les accidents cérébraux consécutifs à la rétention de l'urine.

Dans les *Archives générales* de 1855, M. Becquerel fait bien mention de l'urémie mais aucunement de sa forme dyspnéique.

En 1855, M. Piberet soutient à Paris une thèse sur les accidents nerveux dans le cours de la maladie de Bright, il signale la dyspnée et s'y arrête. C'est en France le premier qui l'ait réellement étudiée.

L'année suivante, à Strasbourg, thèse de M. Picard sur la Présence de l'urée dans le sang et sa diffusion dans l'organisme ; la dyspnée y est mentionnée.

M. Tessier, en 1856, dans sa thèse inaugurale et les *Archives générales*, parle de l'urémie et du phénomène dyspnée.

En 1857, M. Gallois publia le résultat de ses expériences sur l'urée et les urates ; quelques-unes de ses expériences offrent de l'intérêt pour notre sujet; il concluait à l'empoisonnement par l'urée en tant qu'urée et sans transformation.

En 1859, M. Luton, dans sa thèse sur les séries morbides, étudie l'urémie, mais ne parle pas de la dyspnée.

Il en est de même des leçons de Rostan recueillies et publiées par M. Siredey, dans la *Gazette des hôpitaux* (1860).

La même année, le Dr Michel soutint à Strasbourg une thèse sur les accidents urémiques et fit des modifications de la respiration un symptôme constant de l'urémie aiguë.

Lorain, dans sa thèse de concours, sur l'albuminurie (1860) est muet sur le symptôme qui nous occupe, ainsi que M. le professeur Jaccoud, dans sa thèse inaugurale sur la Pathogénie de l'albuminurie.

En 1861, M. Pihan-Dufeillay rapporta une observation de dyspnée urémique, observation qui a été reproduite depuis par tous les auteurs qui se sont occupés de cette question, l'accompagna de commentaires et plaça la dyspnée au premier rang des accidents urémiques.

Dans une étude de M. Cavasse sur l'urémie nous ne trouvons rien ayant trait à la dyspnée.

Nous n'avons eu jusqu'ici qu'un historique souvent négatif; nous n'avons pas voulu, en effet, nous borner à signaler les auteurs qui avaient parlé de la dyspnée urémique, afin de mieux faire constater que ce symptôme a, tantôt passé inaperçu, tantôt reçu une interprétation inexacte et que, parfois signalé à l'attention par quelques-uns, il a été, dans l'intervalle, de nouveau laissé de côté par ceux qui ont traité de maladies dont la dyspnée urémique pouvait être un symptôme.

Ce n'est qu'en 1863 que M. Fournier, dans sa remarquable thèse de concours, décrivit la dyspnée urémique, d'après les leçons de M. le professeur Sée qui, le premier, venait de diviser l'urémie en trois variétés d'après les symptômes, division qui a été adoptée depuis par tous les auteurs. A dater de ce jour la dyspnée urémique prit véritablement rang dans la science.

Dans la thèse du Dr Fabriès soutenue à Strasbourg

(1863) sur la Pathogénie de l'albuminurie et de l'urémie, quelques observations de la forme dyspnéique, mais pas de commentaires.

En 1865, thèse de M. Patay, dans laquelle l'auteur donne plusieurs observations de dyspnée urémique qu'il décrit, d'après M. Piberet.

En 1867 d'intéressantes communications étaient apportées à la Société médicale des hôpitaux, par MM. Hérard, Parrot, Dumontpallier, Féréol et Homolle, et donnaient lieu à une intéressante discussion.

En même temps, M. le professeur Jaccoud, dans ses leçons cliniques de la Charité, traçait le tableau de cette forme de l'urémie et en faisait l'apanage presque exclusif de la néphrite parenchymateuse. Le traité de pathologie interne du même auteur contient aussi une description de l'urémie dyspnéique.

Au commencement de ses leçons cliniques de 1868-69, M. le professeur Sée, traitant de l'ammoniémie et de l'urémie, insistait tout particulièrement sur les formes cérébrale et dyspnéique.

Nous n'avons rien trouvé concernant notre sujet, dans le remarquable article Albuminurie de M. le professeur Gubler, dans le *Dictionnaire encyclopédique des sciences médicales*.

Dans la thèse de concours de M. Cornil (1869) nous trouvons une description de la dyspnée urémique.

M. Levavasseur, dans sa thèse inaugurale (1869), sur l'urémie aiguë, met en doute l'existence de cette dyspnée sans lésions appréciables.

Nous trouvons la dyspnée urémique étudiée, dans la thèse de M. Guyader (1872); dans les leçons cliniques de Béhier, faites en 1873 à l'Hôtel-Dieu et dans lesquelles le professeur décrivit, d'après sa propre histoire, le tableau effrayant d'un accès de dyspnée urémique ; dans un mémoire publié en 1874 dans l'*Union médicale*, par M. le Dr Huchard.

M. le professeur Charcot n'en fait pas mention dans ses leçons sur les maladies des reins (1874).

M. Lancereaux (article Rein, *Dictionnaire encyclop. des sc. méd.*) s'étend assez longuement sur la dyspnée urémique.

En 1875, M. Lecorché publia son Traité des maladies des reins et décrivit l'urémie en adoptant la division de M. le professeur Sée. Il rangea, comme M. Fournier, la forme dyspnéique dans les formes rares.

Dans la même année, MM. Corvin et Loiseau prenaient chacun pour sujet de leur thèse inaugurale, la dyspnée urémique ; ce sont les premiers travaux spéciaux qui ont été publiés sur ce sujet.

En 1876, M. Boudin, dans sa thèse sur les accidents urémiques dans le cancer de l'utérus, note la dyspnée dont il fait, en ce qui concerne les maladies des reins, le privilége exclusif jusqu'à ce jour de la néphrite parenchymateuse

En 1877, M. Phisalix étudia la néphrite interstitielle aiguë et donna une observation de dyspnée urémique.

La même année, M. Hervier étudiait la dyspnée urémique comme symptôme primitif d'une néphrite latente.

En même temps, M. le Dr Francois Franck faisait au Collége de France, avec M. Cuffer, une série d'expériences relatives aux modifications du rhythme respiratoire dans l'empoisonnement par les matières extractives de l'urine.

M. Cuffer, en 1878, dans sa remarquable thèse, étudiait la pathogénie des accidents urémiques et la respiration de Cheyne-Stokes, dans cette intoxication.

M. Rendu, dans sa thèse de concours, étudiant l'urémie, s'étend assez longuement sur la forme dyspnéique.

Quelques mois plus tard, M. le Dr Huchard publiait, dans l'*Union médicale*, une note sur la guérison prompte des accès d'asthme par les injections de morphine et citait plusieurs observations de dyspnée urémique disparaissant sous l'influence de ce traitement.

Enfin, M. le professeur Sée vient de faire paraître un ouvrage sur les maladies du cœur et en particulier leurs formes anormales (diagnostic et traitement), dans lequel il traite de la dyspnée urémique à ce double point de vue. Nous avons fait à cet ouvrage de nombreux emprunts.

OBSERVATIONS.

Nous réunissons ici 48 observations dont 7 sont inedites et ont été recueillies par nous pour la plupart; les autres ont été empruntées aux travaux des divers auteurs qui nous ont précédé sur ce terrain. Ces observations, quoique résumées, tiendront une grande place dans notre travail; mais nous n'avons pu nous décider à en retrancher quelques-unes, car toutes sont utiles à notre sujet, soit pour l'étiologie, soit pour la symptomatologie, etc.; elles auront de plus l'avantage de faciliter les recherches de ceux qui viendront après nous.

Nous avions tout d'abord songé à les classer méthodiquement, mais tel classement qui était bon pour la partie étiologique ou symptomatique devenait mauvais au point de vue du traitement, etc...; nous nous sommes donc arrêtés au parti de les classer suivant l'ordre chronologique des ouvrages auxquels elles ont été empruntées.

Observation I (30e de Rayer).

Néphrite. Albuminurie. Dyspnée. Hypertrophie du cœur. Mort. Autopsie (Résumé).

D... (Achille), 39 ans, excès alcoliques et vénériens. Débilité. Palpitation et gêne de la respiration à l'occasion du plus léger exercice, revenant par crises, durant lesquelles il est obligé de garder la position assise dans son lit. Battements du cœur forts, tumultueux, irréguliers : premier temps sourd et fort; le second plus éclatant et suivi d'un bruit semblable à un coup d'archet. Pouls irrégulier, sans fréquence, tantôt fort et vibrant, tantôt facile à déprimer. La respiration ne présente aucun bruit morbide. Soif modérée, légère constipation. Urines en quantité normale, pâles, aqueuses, quelquefois alcalines, peu albumineuses; douleurs dans les reins : vomissements assez fréquents, mais surtout après les repas et après les crises de suffocation qui deviennent de plus en plus fréquentes et durent quelquefois 12 et 24 heures et l'obligent à rester sur son séant, toute la nuit et tout le jour. Le visage devient bouffi et plus tard aussi les membres inférieurs ; inappétence, insomnie. Urines (5 à 6 bocaux de 6 onces en 24 heures) peu albumineuses; au microscope on y voit de petites masses muqueuses.

La dyspnée va croissant, ainsi que la proportion d'albumine dans l'urine; une saignée de huit onces fait cesser un peu la gêne respiratoire ; repos forcé par les palpitations et l'étouffement qui surviennent au moindre exercice. Il y a une amélioration notable de tous les symptômes pendant quelques jours; l'œdème diminue; mais les acccès de dyspnée reparaissent plus violents; soif vive; vomissements après les repas et nausées durant les accès de dyspnée. Pouls développé, à 95.

Puis l'hydropisie s'étend : l'urine est toujours peu albumineuse : le malade ressent une douleur de côté qui nécessite l'application de vésicatoires; à un moment, expectoration catarrhale assez abondante.

L'albumine augmente dans la suite et la proportion d'urée diminue.

Durant le dernier mois, le malade est excessivement pâle et affaibli; la respiration est très-anxieuse, sans bruit morbide; la dyspnée cesse à de courts intervalles pour se manifester avec plus d'intensité; les envies de vomir deviennent de plus en plus fréquentes; tous ces phénomènes s'aggravent de plus en plus; l'anasarque augmente et le malade, en proie depuis plusieurs jours à une suffocation imminente, meurt après huit mois de séjour à l'hôpital.

Autopsie. — Cerveau normal; pas de sérosité dans les ventricules et dans l'espace sous-arachnoïdien; veines de la dure-mère dilatées. Poumons emphysémateux en certains points et congestionnés; pas de tubercules, pas de traces de pneumonie, pas de dilatation des bronches. Quelques adhérences anciennes à droite; un peu de sérosité dans la cavité pleurale de chaque côté. Rien au péricarde qui contient un peu de sérosité sanguinolente. Cœur d'un volume considérable, le ventricule gauche est surtout hypertrophié; ses parois ont 8 à 9 lignes d'épaisseur; épaississement de l'endocarde sur la face de la valvule mitrale regardant du côté de l'oreillette; les valvules sigmoïdes de l'aorte ne ferment pas complétement son orifice; elles ne sont point épaissies; quelques plaques jaunâtres peu saillantes soulevant la tunique externe de l'aorte ascendante; rien du côté du cœur droit.

Ascite assez abondante; quelques adhérences très-anciennes entre les anses intestinales sur divers points.

Foie congestionné; rate gorgée de sang.

Rein gauche un peu plus petit que le droit; congestionné dans sa portion corticale et à sa surface qui présente de petites élevures, très-petites, plus pâles et dont un grand nombre n'étaient visibles qu'au microscope; à la coupe, le tissu de ce rein était très-ferme; la substance tubuleuse paraissait à l'état sain, à l'exception de quelques petits grains d'un blanc opaque, amorphes. La substance corticale, très-amincie, était un peu plus pâle aux endroits qui correspondaient aux petites élevures gris jaunâtre de la surface. Le bassinet avait un aspect nacré. Ce rein, avec ses membranes et le bassinet pesait seulement 2 onces et deux gros; la capsule était très-adhérente.

Le rein droit pesait 2 onces et 4 gros, il était un peu moins rouge que son congénère, et tous les deux, à leur partie supérieure, avaient une teinte grisâtre; au surplus, les mêmes altérations que le sein gauche et quelques petits kystes séreux, disséminés çà et là dans la substance corticale.

Les vaisseaux de l'un et l'autre reins n'offrent pas d'altération.

Observation II (9e de Picard).
Syphilis (Résumé).

Victoire Ambiehl, 25 ans, bonne constitution, entre le 23 juillet 1855, service de M. Küss. Syphilis constitutionnelle.

23 octobre, un peu de toux.

Le 26, la face est un peu anxieuse; pas de fièvre; dyspnée, rien à l'auscultation.

Le 27, dyspnée notable, diarrhée forte survenue pendant la nuit. Lavement d'acétate de plomb. Le 29, la diarrhée a cédé; pouls petit; peau froide; intelligence nette. Dans la nuit du 30 au 31, meurt subitement. Pas de détails sur les derniers moments.

Autopsie. — Face légèrement bouffie; un peu d'œdème des membres inférieurs.

Cerveau normal; pas d'épanchement; très-léger œdème pulmonaire. Coloration muscade du foie. Vessie petite : on recueille l'urine qui donne un précipité albumineux abondant; pas de cylindres fibrineux.

Reins très-volumineux, gorgés d'une grande quantité de sang; un kyste du volume d'une noix, dans le rein gauche.

Examen microscopique par Küss. Epaisseur de la substance corticale : 7 millimètres; corpuscules de Malpighi fortement injectés. Dans plusieurs des canaux de la substance corticale, l'axe est plus opaque qu'à l'état normal (coagulation d'albumine; formation de cylindres); diamètre des capillaires, 1,25 centièmes de millimètre.

Urée dans le sang : 0,055 0[0.

Observation III (Dr Bright, dans Guy's hosp. Report, 1860). Urines albumineuses. Crampes violentes. Dyspnée. Œdème. Mort. (Résumé).

Homme d'un âge mûr, ayant toujours été faible, sujet aux maux de tête, crampes des muscles de la jambe et du pied; attaques de goutte; bourdonnements d'oreille; pas de troubles de la vue. Se rappelle que durant quelques années ses urines ont été très-abondantes, claires, avec besoin d'uriner fréquent surtout pendant la nuit. Actuellement, elles sont jaune-paille et coagulables par la chaleur; peau sèche. Pouls plein, à 80; affaiblissement; amaigrissement. Selles naturelles. Au bout de quelques jours les maux de tête diminuent; mais le reste ne s'améliore pas et les crampes vont pis que jamais. Urines abondantes, à émission fréquente, surtout la nuit; albumine. Chlorhydrate de morphine. Quelques jours après le malade accuse du mieux; la morphine n'a été prise qu'une fois à cause de la constipation. Magnésie et rhubarbe. Il y a amélioration sensible de tous les symptômes, les urines sont moins abondantes, il y a un peu de relâchement du ventre; la proportion d'albumine est la même.

Quatre mois plus tard, les maux de tête allaient encore mieux, mais les crampes persistaient et se répétaient jusqu'à 5 et 6 fois chaque matin; les urines étaient abondantes et coagulables. Il était survenu une grande gêne respiratoire, ce n'était point un symptôme nouveau, paraît-il, mais le malade n'avait point attiré l'attention là-dessus. Bright apprit ensuite que la gêne respiratoire avait été telle, malgré l'absence de tout signe stéthoscopique d'épanchement ou d'œdème pulmonaire, que le malade fut obligé de passer deux nuits assis sur un fauteuil. A ce moment apparut de l'enflure aux cuisses et aux jambes. La dyspnée cessa lors d'une attaque de goutte et le malade resta faible, avec tendance à la somnolence, aux soubresauts des tendons; l'anasarque se généralisa et il mourut. Autopsie refusée.

Observation IV (Thèse de M. Pihan-Dufeillay).

Néphrite survenue dans le cours de la convalescence d'une fièvre scarlatine. Dyspnée. Mort. Autopsie.

Jeune garçon de 9 ans, entré à l'infirmerie des orphelins de l'hôpital Saint-Jacques, de Nantes, dans le service de

M. le Dr Mahot. Ce sujet, sans aucun antécédent maladif, était convalescent d'une scarlatine légère, lorsqu'il fut pris, vers la fin de la période de desquamation, d'une anasarque peu prononcée des membres inférieurs et d'un peu de bouffissure de la face. Les urines couleur feuille-morte étaient rares, fortement chargées d'albumine et contenaient un peu de sang. Cet état persistait depuis huit jours sans aggravation, le petit malade ayant conservé l'appétit et toutes les fonctions demeurant en bon état, sauf un peu de diarrhée et l'excrétion d'urine albumineuse. Le quatrième jour après le début de l'œdème, je trouvai l'enfant, à six heures du soir, triste et un peu abattu, je l'examinai, sans noter cependant aucun changement appréciable dans son état habituel, sauf cependant un peu d'anxiété respiratoire plutôt apparente que réelle puisqu'il ne s'en plaignait point et que l'examen du thorax ne révéla aucune altération qui pût confirmer cette présomption. Le soir à dix heures, je fus rappelé auprès de cet enfant qui était, depuis un quart d'heure environ, en proie à une suffocation croissante et dont le début s'était fait subitement. L'examen de la poitrine me fit constater une diminution notable dans l'intensité du murmure respiratoire égale des deux côtés et une absence de râle et de matité relative ou absolue.

La figure était anxieuse, le bruit respiratoire laryngo-trachéal rude, mais non sifflant, les mouvements respiratoires peu développés et comme enrayés par une contraction imparfaite du diaphragme. Je ne remarquai aucun changement dans les parties œdémateuses. Des révulsifs énergiques furent prescrits et je me retirai rassuré par la certitude de l'intégrité parfaite des organes respiratoires. Deux heures plus tard, je retournai auprès de cet enfant, sur la demande de la surveillante, et je le trouvai dans un éta d'anxiété extrême, offrant tous les signes d'une asphyxie avancée. La respiration était très-accélérée, incomplète, mais sans aucun caractère particulier dans son timbre. L'air ne pénétrait plus que dans le sommet du poumon où le bruit vésiculaire assez pur, quoique très-faible, s'entendait encore. Tout le thorax avait conservé sa sonorité; l'intelligence était intacte; le malade répondait par signes et par quelques mots entrecoupés; la voix, faible, était voilée, quoique assez naturelle; le pouls était d'une excessive fréquence, petit, disparaissait à la moindre pression du doigt explorateur; le creux épigastrique était à peu près immobile et la respiration, autant qu'il me semblait, se faisait surtout par les muscles du thorax. Point de toux, point de douleur laryngée ni pectorale; anxiété extrême et suffocation. La mort survient par la prolongation et l'accroissement de cet état, une heure après ma dernière visite, c'est-à-dire quatre heures après l'invasion sensible des accidents.

A l'autopsie, nous ne trouvâmes rien qui pût expliquer la mort, ni au cœur, ni au péricarde, ni aux poumons, ni aux plèvres, ni au larynx, ni aux replis ary-épiglottiques, ni au diaphragme; point d'œdème au cerveau, ni aux méninges; point d'hydropisie des ventricules.

La vessie contenait un peu d'urine fortement albumineuse; le rein congestionné offrait le deuxième degré de la maladie de Bright.

Observation V (Empruntée à la thèse de Fabries).

Dégénérescence graisseuse des reins. Dégénérescence amyloïde commençante. Urémie. Dyspnée. Mort. Autopsie (Résumé).

Homme d'une constitution détériorée, malade depuis quatre mois. Entré au commencement de janvier à la salle 21, avec œdème des membres inférieurs et diarrhée durant depuis l'automne. Anémie. Urines pâles, verdâtres, abondantes (près de 3 litres) précipitant abondamment par l'acide nitrique avec diminution de la proportion d'urée.

Bains de vapeurs; lactate de fer, quinquina; sorti le 28 avril; rapporté mourant quelques jours après, avec de l'oppression extrême, dyspnée intense; pas de matité exagérée à la région précordiale; rien dans le thorax à l'auscultation; deuxième bruit du cœur un peu rude, pas de souffle; pouls petit mais régulier; extrémités froides; précipité abondant dans les urines. Traitement: esprit de nitre dulcifié en potion.

5 mai. Vomissements très-fréquents qui ont résisté à la glace; constipation; douleurs abdominales.

Le 6. Analyse des matières vomies; 250 grammes renfermant 0,149 d'urée.

Douleur précordiale, le 12; battements du cœur tumultueux et forts; pas d'œdème aux membres inférieurs.

L'état du malade empire; la prostration devient extrême; il a une parotidite le 18 et meurt le 19.

Autopsie. — Reins excessivement atrophiés; le droit ne présente pas d'altération de forme à l'extérieur; seulement sa surface externe est jaunâtre et offre tous les signes de la dégénérescence graisseuse. A l'intérieur, il est aussi dégénéré que possible; les pyramides ont disparu, ce n'est plus qu'un tissu jaunâtre entouré de substance corticale qui, elle-même, en certains endroits, est affectée.

Le rein gauche est peut-être encore plus altéré; il est un peu bosselé en haut. Ces bosselures proviennent de la rétraction du tissu inodulaire.

Examinés au microscope et traités par la teinture d'iode, ils présentent les altérations d'une dégénérescence amyloïde commençante.

Péricardite. Cœur hypertrophié; orifices sains. Poumons très-œdématiés à la base et en arrière. Albumine dans le liquide céphalo-rachidien. Urée dans le sang, 0 gr. 39 pour 100.

Observation VI.

Une autre observation du même auteur est celle d'un garçon de cave de brasserie de 30 ans qui eut un peu d'œdème des pieds, un souffle au premier temps au cœur; des urines rougeâtres albumineuses, l'œdème augmentant, les urines s'améliorent. Il présenta de l'oppression puis une forte dyspnée, qui devint permanente dans les derniers jours; il mourut sans présenter de troubles de l'intelligence.

A l'autopsie le péricarde était sain, le ventricule gauche hypertrophié; du liquide dans les plèvres; on n'avait rien trouvé au début de la dyspnée du côté des poumons; ils sont œdémateux; ascite; reins augmentés de volume, hyperémiés; tissu connectif légèrement hypertrophié. Rien au cerveau; urée dans le sang, 0 gr. 128 pour 100.

Observation VII (Dr Olivier. Gaz. méd., 1864, citée par Patay).

Néphrite parenchymateuse. Albuminurie. Urémie. Dyspnée avec phénomènes trachéaux. Mort. Autopsie (Résumé).

Homme de 32 ans, antécédents excellents comme conditions d'habitation et de nourriture. Père mort asthmatique; a eu quelques coliques de plomb et, à Lima, a fait 44 jours d'hôpital avec coma et délire durant 18 jours.

Œdème depuis 20 jours à la face et aux paupières; vue faible; urines rares, très-albumineuses, avec débris épithéliaux; pas d'épanchement pleural; quelques râles sous-crépitants en arrière ; réponses lentes, mais nettes ; céphalée, nausées, somnolence ; gêne de la respiration plus prononcée le soir. Quatre jours après son entrée à l'hôpital, gêne de la respiration, raucité de la voix ; bruit laryngo-trachéal ; rien aux poumons qu'un peu d'œdème en arrière et en bas ; battements du cœur précipités, sans bruits anormaux. Six jours après, véritable accès d'orthopnée avec inspiration sifflante ; rien à l'auscultation ne l'explique. Somnolence. L'état va empirant et le malade meurt comme par asphyxie, 16 jours apres son entrée à l'hôpital.

Autopsie. - Œdème considérable ; rien au cerveau ; pas d'œdème au larynx dont l'orifice est libre. Poumons légèrement congestionnés ; un peu d'œdème en arrière et en bas ; pas d'épanchement pleural ; cœur gauche hypertrophié. Reins atrophiés ; membrane fibreuse se détachant facilement ; au-dessous beaucoup de granulations.

OBSERVATION VIII (Thèse du Dr Lévi, citée par Patay).

Albuminurie. Accidents urémiques. Mort. Autopsie. Rein en voie d'atrophie et de dégénérescence graisseuse (Résumé).

Homme de 35 ans, vigoureux ; deux rétrécissements de l'urèthre ; deux dilatations forcées. Il eut de l'œdème du visage et des paupières qui dura deux mois et reparut au bout de quelques jours après la reprise de ses travaux ; il a un peu d'ascite, pas de fièvre, dyspnée prononcée, sans lésions thoraciques ; toux, crachats muco-salivaires ; urine pâle très-albumineuse, cylindres fibrineux et cellules épithéliales. Purpura à la partie supérieure du corps. L'œdème diminue et en même temps l'oppression devient une véritable orthopnée ; rien aux poumons ; anorexie, diarrhée, céphalée, insomnie. La dyspnée devient permanente. Il y a une expulsion de crachats d'abord striés de sang puis absolument colorés; quelques gros râles muqueux aux poumons; puis dans les dernières heures des nausées continues et quelques vomissements; mort après deux mois et demi de séjour à l'hôpital Necker.

Autopsie.—Œdème considérable des membres inférieurs. Rien dans la tête. Poumons légèrement congestionnés par places. Cœur sain. Ventricule gauche plus épais. Reins profondément altérés et en voie d'atrophie; capsule adhérente; substance corticale presque partout très-pâle, amincie; dégénérescence graisseuse; un peu congestionnée à la surface.

Observation IX (Communiquée par M. Siredey à Patay).
Néphrite parenchymateuse. Albuminurie. Accidents urémiques. Mort. Autopsie (Résumé).

Il s'agit d'un jeune homme de 18 ans qui eut de l'œdème généralisé, de la céphalée, des troubles de la vision et des convulsions ; les urines étaient albumineuses ; il entra à l'hôpital où il resta 47 jours et présenta des convulsions, du coma, de la dyspnée persistante, sans œdème des poumons, de la diarrhée et des vomissements rebelles. Il rentra de nouveau une quarantaine de jours après sa sortie, toujours dans le même état et de plus avec un hydrothorax des deux côtés; dyspnée habituelle; expiration ammoniacale. Il mourut 47 jours après sa rentrée, ayant de la céphalée, des vomissements, le pouls large, plein, de l'oppression, un malaise général, des attaques convulsives, puis du coma.

A l'autopsie on ne trouva rien au cerveau. Le poumon droit était refoulé par le liquide qui remplissait la plèvre de ce côté. Un litre de sérosité dans la plèvre gauche. Cœur hypertrophié à gauche. Reins anémiés, augmentés de volume, blancs, mous, friables.

Observation X (Challan).
Néphrite interstitielle (Résumé).

Dans sa première observation, M. Challan parle d'une femme de 40 ans qui avait eu antérieurement plusieurs fois de l'œdème, qui en avait au moment de l'observation, avec des urines rares, fortement albumineuses, l'expiration alcaline et de l'urée dans le sang, dans la proportion de 26 centigrammes sur 150 grammes de ce liquide.

Le début de l'affection avait été signalé par des troubles de la vue, puis survinrent des vomissements alimentaires et bilieux, quelques crises convulsives avec respiration suspirieuse, puis, plus tard, perte de la sensibilité qui fut suivie à deux jours de distance de la mort de la malade avec une respiration tout à fait superficielle.

L'autopsie ne découvrit aucune lésion à la plèvre, aux poumons, ni au péricarde ; quelques végétations sur l'endocarde ; pas d'hypertrophie. Le cerveau était œdématié ; fines arborisations de l'arachnoïde à la surface des deux hémisphères. Le rein gauche conservait son volume normal ; la substance corticale était atrophiée, graisseuse, le rein était lobulé et pâle à sa surface. Le rein droit était atrophié ; la substance corticale avait à peu près disparu ; disparition des organes sécréteurs au profit du tissu conjonctif qui a tout envahi.

Observation XI (Obs. de M. le Dr Challan).
Néphrite probablement interstitielle. Albuminurie. Accidents urémiques. Dyspnée. Mort. Pas d'autopsie. (Résumé).

Femme de 28 ans ; début il y a trois mois par frissons, fièvre, lassitude, inappétence, soif, ni vomissements, ni diarrhée, entre à la Clinique de Strasbourg le 4 mars 1865.

Il y a quinze jours, entérorrhagie qui dura cinq jours ; anémie ; puis vomissements fréquents de tous les aliments ; œdème des pieds ; amaigrissement ; constipation. Rien au cœur ; souffle doux aux carotides. Rien au thorax : un peu de rudesse au sommet gauche et quelques rares craquements. Rien à la vue. Urines copieuses pâles, albumineuses ; peu d'urée. Quantité en 24 heures, 5,250 grammes. Urée, 2,45 par litre ; albumine, 5,60 ; densité, 1007.

L'œdème augmente, il survient de la diarrhée et ensuite des vomissements et, alors, la proportion d'urine descend à 500 grammes, 1,000 grammes de vomissements contiennent 0,195 d'urée ; la même quantité de sang en contient 0,205 et la diarrhée 0,479. Puis survient de la somnolence, de l'hébétude ; la malade sort le 28. Les vomissements cessent pendant deux jours et font place à de la dyspnée ; la face se cyanose ; il y a des vertiges ; la mort arrive le 3 avril.

Observation XII (Communiquée par M. Hérard, à la Société médicale des hôpitaux. Bulletin de 1867).

Néphrite interstitielle. Albuminurie. Dyspnée. Mort. Autopsie (Résumé).

Homme de 37 ans ; alcoolique ; pas de syphilis ; bonne santé antérieure. Changement de caractère ; céphalalgie intense et continue ; sentiment insolite d'oppression se manifestant à certains moments sans cause appréciable, en dehors de tout mouvement, de toute fatigue, puis des vomissements rares et alimentaires au début, plus tard, fréquents et bilieux, une certaine difficulté à s'exprimer et une grande débilité dans les membres. A son entrée à l'hôpital, il est pâle, maigre ; inappétence, vomissements bilieux fréquents et pénibles ; constipation ;

oppression marquée, sans toux, sans expectoration, sans affections des poumons et du cœur; céphalalgie frontale; intelligence saine, mais hallucination de la vue ; pas d'œdème, ni à la face, ni aux extrémités. Grande quantité d'albumine dans l'urine.

Au bout de quelques jours, apparition subite de symptômes nerveux, graves : délire tranquille, puis violent, convulsions, embarras de la parole, etc., troubles de la vue, constipation ; urines devenues rares, toujours albumineuses; jamais d'œdème. Le phénomène le plus remarquable fut la fréquence de la respiration. A certains moments, on comptait jusqu'à 70 respirations par minute, puis brusquement le chiffre s'abaissait pour s'élever de nouveau quelques instants après. Pouls fréquent ; sans chaleur à la peau. La mort survint le 15e jour de son entrée à l'hôpital.

Autopsie. — Absence de lésions au cœur, aux poumons et dans tout le tube digestif. Le cerveau pâle, anémié ; un peu de sérosité dans les ventricules ; petit pointillé rougeâtre à la protubérance ; graves altérations des deux reins. Le droit, atrophié avait à peine 5 à 6 centimètres de longueur sur 4 à 5 de largeur ; épaississement de la capsule ; le rein gauche était hypertrophié, mélange d'injection et de teinte jaunâtre qui caractérisent la néphrite albumineuse.

OBSERVATION XIII (Communiquée par M. Parrot, à la Société médicale des hôpitaux. Bulletin de la Société, 1867).

Néphrite interstitielle. Albuminurie. Dyspnée. Mort. Pas d'autopsie (Résumé).

Homme de 44 ans, ayant un travail excessif, des soucis et se livrant à des excès génésiques irrésistibles, disait-il. La peau était décolorée ; il se plaignait de palpitations, de troubles de la vue, d'un affaiblissement considérable. Les battements du cœur étaient violents ; un murmure au premier temps et à la base assez intense quoique doux ; au cou des bruits vasculaires. Puis il se plaignait de soif vive ; ses urines étaient abondantes (trois litres environ par 24 heures), pâles ; on n'y trouva pas de sucre mais une grande proportion d'albumine, des cylindres hyalins et quelques cellules altérées de l'épithélium des tubuli. Il n'y avait d'œdème en aucun point.

Puis trois semaines avant sa mort apparut une diarrhée très-abondante, quelques vertiges et de l'incohérence dans les idées ; la soif persistait ; il ne rendait plus que deux ou trois verres d'urine. Des pilules astringentes firent cesser le flux intestinal, mais il fut remplacé par une dyspnée avec redoublements pendant lesquels le malade éprouvait la douleur et l'anxiété de ceux qui subissent une violente attaque d'asthme ; jamais aucun signe de lésion pulmonaire ni cardiaque. Même pendant ces accès, le murmure cardiaque était un peu plus faible, le pouls fréquent, sans élévation de la température, pas de cyanose. Quelques ventouses sèches n'amenèrent qu'un soulagement bien provisoire. Le malade passa ses huit derniers jours dans un fauteuil, accablé de fatigue et de sommeil. Alors seulement il y eut de l'œdème aux membres inférieurs. Rien ne fut changé du côté des principaux viscères. Le délire survint brusquement et termina la scène en 24 heures.

Observation XIV (Communiquée par M. Féréol, à la Société médicale des hôpitaux).
Néphrite parenchymateuse aiguë. Urémie à forme dyspnéique. Mort (Résumé).

On apporte, le 8 septembre, à l'hôpital Saint-Louis, un homme robuste qui a eu la veille une violente attaque de convulsions, après l'attaque il a eu une perte de connaissance de quelques minutes, puis du délire et le calme s'est rétabli. Il est dans le décubitus dorsal avec résolution des quatre membres, faciès étonné ; stupeur ; coloration un peu violacée des oreilles, du nez et des pommettes. Inappétence ; un peu de soif ; pas de céphalalgie, d'étourdissements, de bourdonnements d'oreille. Epistaxis d'un sang foncé. Pas de troubles de la vue. Pupilles assez dilatées. Il dit éprouver une gêne excessive à respirer et montre le creux épigastrique au niveau duquel il sent « comme une barre en travers qui l'étreint comme dans un étau. » Pas de toux, pas d'expectoration ; organes thoraciques sains ; un vomissement de matières alimentaires et de bile. A l'abdomen, quelques gargouillements au niveau de la fosse iliaque droite et un peu de douleur à la pression à ce niveau ; trois taches lenticulaires. Il ne se souvient pas de la crise de convulsion ; l'intelligence paraît être intacte. Diarrhée abondante, séreuse ; douleur au niveau des reins ; il est triste, sombre, répond par monosyllabes, ne s'inquiète que de sa dyspnée qui, «loin de s'améliorer, va en augmentant, en même temps qu'elle l'engourdit. » Se trouve plus mal depuis huit jours, surtout au point de vue de la respiration. La diarrhée persiste (4 ou 5 selles par jour) ; diminution des urines depuis le vomissement qu'il a eu chez lui.

9 septembre. Pouls 84. R. 28. T. 37°,4. La dyspnée est plus forte ; la diarrhée persiste. Deux verres d'eau de Sedlitz. Puis, jusqu'au 14, les symptômes se succèdent ainsi qu'il suit. Le sommeil disparaît ; épistaxis, diarrhée, dyspnée, pas de céphalalgie ; obtusion de tous les sens. Œdème pulmonaire ; douleur lombaire ; inappétence ; soif ; cyanose des extrémités ; dyspnée intense l'obligeant à rester assis dans son lit ; diarrhée ; presque plus d'urine. Orthopnée ; asphyxie ; extrémités froides et cyanosées ; dit qu'il sent

toujours un poids sur l'estomac, qu'il a de plus en plus de peine à soulever. Bouche fuligineuse ; ouïe plus dure ; vue plus faible ; facies toujours stupéfait ; ne répond plus.

Le 14 au soir, survient un accès de convulsions générales qui dure quelques minutes et disparaît ensuite ; après la crise, il respire un peu mieux.

Le 15. Pouls 90. R. 39. T. 36°. Refroidissement de la peau ; dyspnée excessive ; intelligence intacte. Hémorrhagies nasales et pulmonaires ; quelques râles sous-crépitants à la base et en arrière. A 9 heures du soir, convulsions analogues aux précédentes, suivies de coma. A minuit. Mort.

Autopsie. — Dilatation des vaisseaux de la dure-mère et de la pie-mère ; congestion du cerveau ; un peu de sérosité entre cet organe et la pie-mère ; quelques adhérences entre les deux en d'autres points, surtout au niveau de la face antérieure du bulbe et à la protubérance, points au niveau desquels la substance cérébrale paraît un peu ramollie ; pas de sérosité dans les ventricules.

Poumons congestionnés ; cœur anémié ; quelques plaques laiteuses ; orifices intacts.

Intestin injecté ; quelques suffusions sanguines ; quelques petites ulcérations dans l'intestin grêle, surtout dans sa première portion ; gros intestin sain. Muqueuse stomacale injectée, ramollie ; pas d'ulcération. Pancréas brun foncé. Rate saine. Foie un peu congestionné.

Pas d'urine dans la vessie. Reins un peu plus volumineux et pesants qu'à l'état normal ; capsule s'enlevant facilement ; congestion par places. Rein gauche jaune, tissu décoloré et grenu. Pas de tissu rénal sain. Calices et bassinets injectés ; développement de la portion corticale dans les deux reins ; dans la partie centrale comprimée par la portion corticale on voit des bandes jaunâtres qui, examinées au microscope, paraissent constituees par des tubes urinifères remplis de cellules épithéliales ayant commencé à subir la régression graisseuse.

Observation XV (Exposée par M. Dumontpallier à la Société médicale des hôpitaux, 1867).
Albuminurie. Œdème peu considérable et seulement à la fin de la maladie. Dyspnée. Mort (Résumé).

C'est un homme de 39 ans qui se plaignait depuis deux ans environ de fatigue considérable et de céphalalgie. Au mois de décembre 1866, il sentit tout à coup de la gêne dans la respiration : les organes thoraciques paraissant sains à l'examen le plus attentif : l'appétit disparut, il n'y avait point de soif vive ; pas de troubles gastro-intestinaux ; le pouls était petit, la céphalée persistante. Vers le cinquième jour, on apprend que la sécrétion urinaire ne donne depuis quelques jours que 20 à 30 grammes d'urine en vingt-quatre heures ; cette urine était fortement albumineuse. Un examen plus approfondi fit alors découvrir aux pieds, aux mains et à la région lombaire un œdème si peu marqué qu'il avait jusque là passé inaperçu. Point de fièvre. La dyspnée continue à partir du sixième jour avec des paroxysmes pénibles survenant plusieurs fois par jour ; le malade se jetait à bas de son lit et croyait mourir asphyxié. La veille de sa mort, il eut un accès d'orthopnée tel que ceux qui l'entouraient pensèrent qu'il allait mourir. L'accès se calma rapidement : il y en eut de nouveaux pendant la nuit, mais moins intenses, et le matin, sans délire, sans coma, sans troubles de l'intelligence, le malade mourut dans le fauteuil où il avait passé la nuit. Il n'y eut pas d'autopsie. Sa mère, âgée de 70 ans, est albuminurique et, depuis plusieurs années, a présenté des accidents urémiques.

OBSERVATION XVI (Communiquée par M. Féréol à la Société médicale des hôpitaux, 1867).

Néphro-cystite chronique. Dyspnée urémique. Mort. Autopsie. (Résumé).

Le sujet de cette observation est un malade de 57 ans envoyé à l'hôpital Saint-Louis comme diabétique. Soif vive, urines abondantes ne contenant, par exemple, ni sucre, ni albumine, mais laissant déposer une épaisse couche de muco-pus. Il a eu plusieurs blennorrhagies et un rétrécissement du canal de l'urèthre ayant nécessité deux fois l'intervention du chirurgien. Il fit à l'hôpital un premier séjour d'un mois et demi et y rentra le 10 octobre 1866, souffrant beaucoup du flanc droit, n'ayant pas uriné depuis trois jours; il avoue quelques excès de table depuis qu'il est sorti de l'hôpital. Jamais de diarrhée, ni de vomissements. Il est abattu, brisé, anémié, anxieux, les yeux brillants, les pupilles contractées et difficilement dilatables, lèvres rouges, fuligineuses, ainsi que les gencives et la langue, soif modérée, inappétence, bouche amère, salive rare. La peau est chaude et sèche. Pouls 80, température 38°,8. Respiration gênée, sensation d'oppression très-pénible; vingt-quatre inspirations à la minute, efforts pour respirer; l'inspiration est profonde, bruyante, prolongée; l'expiration plus courte, mais également bruyante. Pas d'expiration ammoniacale; pas de toux; la percussion et l'auscultation ne révèlent aucun désordre grave aux poumons et au cœur; abdomen en bateau; douleur lancinante très-vive à droite de la région ombilicale s'irradiant dans la région lombaire du même côté et augmentant à la pression. Intelligence et sensibilité intactes. Une tentative de catéthérisme n'aboutit pas. On introduit une petite bougie qui reste en place ; émission de 2 à 300 grammes d'urine. Le 11 octobre, la dyspnée et la douleur lombo-abdominale sont plus fortes. A l'aide d'une sonde molle, on extrait une cuillerée à soupe d'urine, contenant quelques globules de pus, mais ni sucre, ni albumine. Respiration, 28. Temp., 37°. Le 12 octobre, il meurt sans avoir présenté ni coma, ni vomissements, ni délire. Respiration à 14, toujours bruyante.

L'autopsie ne révéla aucune lésion aux poumons, au cœur, au foie, à la rate et au tube digestif. Rétrécissement uréthral avec déviation du canal et commencement de fausse route ; muqueuse vésicale épaissie ; quelques petites ulcérations. Uretère droit petit, étroit, aboutit à un rein d'une petitesse extraordinaire (volume d'une grosse amande) et presque entièrement constitué par une poche muqueuse formée par les bassinets et le calice. Uretère gauche très-volumineux du calibre du petit doigt d'un adulte ; tuniques épaissies, nacrées, très-vascularisées. Rein gauche volumineux, bosselé, inégal et entouré d'une atmosphère graisseuse très-considérable ; ce n'est plus qu'une poche muqueuse très-vaste constituée par les bassinets très-dilatés. Muco-pus verdâtre dans tout l'appareil uro-poiétique. Tissu rénal des deux reins refoulé, atrophié par le développement de la muqueuse : petits kystes purulents, communiquant avec la cavité des bassinets.

Observation XVIII.

Double observation communiquée à la Société médicale des hôpitaux, par M. Homolle, 1867 (Résumé).

Il s'agit d'une femme qui présentait les symptômes de l'urémie à forme chronique : accès de dyspnée qu'on aurait pu rattacher à un asthme essentiel, si l'examen des urines n'y avait décelé une certaine proportion d'albumine. Cette urémie dont les phénomènes se sont déroulés lentement et dont la durée totale est de dix-huit mois, s'est terminée par des accidents du côté du cerveau et du tube digestif.

Pendant que cette femme était en traitement, son fils, âgé de 32 ans, gros mangeur, ami de sa santé, apprit le résultat de l'examen des urines de sa mère. Il fut très-affecté et porté à se croire atteint de la même maladie. Deux ou trois jours plus tard, il était saisi d'accidents aigus du côté des organes urinaires. L'urine se supprima, quelques cuillerées à peine furent excrétées en deux ou trois jours : ce liquide contenait une très-grande quantité d'albumine, Point d'anasarque. La maladie marcha vite, malgré la médication instituée. Bientôt survinrent des symptômes asphyxiques qui enlevèrent cet homme en huit ou dix jours.

Observation XVIII.

Observation XIX (citée par M. Huchard, in Union médicale, 1874.)

Dyspnée urémique. Symptôme primitif d'une néphrite interstitielle latente. Mort. Autopsie (résumé).

Il s'agit d'une femme de 60 ans qui entre à l'hôpital dans un état d'hébétude et de prostration : dyspnée considérable sans autres signes pulmonaires que quelques râles sous-crépitants aux bases. Pouls fréquent et développé, peau chaude. Pas d'œdème ; pas de diarrhée ni de vomissements ; pas d'autres accidents. Mort au bout de trois jours dans un état semi-comateux.

Autopsie. — Les poumons étaient un peu engoués dans leurs parties déclives ; quelques plaques athéromateuses au cœur ; quelques suffusions séreuses dans le tissu cellulaire sous-arachnoïdien. La vessie contenait une petite quantité d'urine fortement albumineuse. Les reins offraient les lésions de la néphrite interstitielle.

OBSERVATION XIX (bis).

Dans sa note, M. Huchard publie encore une observation d'un homme de 69 ans qui remarqua un changement de son caractère, de l'inaptitude au travail, ne présenta jamais d'œdème et qui, de tempérament arthritique eut des accès de dyspnée nocturne simulant l'asthme : mais l'analyse des urines y fit découvrir de notables quantités d'albumine. Des accès de dyspnée se répétèrent, puis une péricardite survint, puis des phénomènes de congestion pulmonaire, de pleurésie. Enfin le malade mourut au milieu d'un accès de dyspnée.

OBSERVATION XX (Thèse de M. Corvin).

Néphrite interstitielle. Dyspnée. Mort. Autopsie (Résumé).

Service de M. Lasègue, il entre un homme de 47 ans : début il y a dix jours par des douleurs lombaires ; urines albumineuses : pas d'œdème ; dyspnée légère. Purgatifs ; régime lacté. A la suite d'un accès subit de dyspnée, entrée à l'hôpital où l'accès continue très-intense et oblige le malade à rester assis sur son lit et à faire de violents efforts pour respirer ; pas de cyanose : paupières bouffies ; extrémités inférieures froides. Sonorité du thorax normale ; murmure perceptible ; râles sibilants fort rares ; quelques phénomènes de congestion à la base du poumon droit ; hypertrophie du cœur sans autres lésions. Pouls régulier, dur, vibrant, à 116. Pas de vomissements, pas de garde-robes, foie douloureux et un peu gros ; légère ascite. Peu d'urine (un demi-verre), beaucoup d'albumine. Abaissement de la température 35°,5. Intelligence affaiblie, demi-sommeil ; ne répond pas : pas de troubles de la vue. Lavement purgatif. Potion de Todd. Le lendemain, un accès d'orthopnée avec difficulté de l'inspiration, sans œdème de la glotte ; un peu plus de congestion à la base du poumon droit. Pas d'urine du 13 au 14 septembre. Temp., 35°,5. Saignée de 250 grammes. Sang dépourvu de fibrine. Mort le soir.

Autopsie.—Adhérences anciennes de la plèvre droite ; les bases des deux poumons sont œdémateuses ; le ventricule gauche est hypertrophié avec conservation du calibre de la cavité : valvules suffisantes. Sur l'aorte, quelques plaques d'athérome qui ne rétrécissent pas le calibre de l'artère.

Reins petits réduits au tiers du volume normal. Capsule très-adhérente. Surface du rein jaune pâle ; quelques granulations framboisées. A la coupe, la substance corticale est jaune, mince ; les pyramides sont petites, ratatinées ; les bassinets et les calices graisseux. Artère rénale très-petite. Rien à l'uretère ni à la veine. Foie volumineux, congestionné, non dégénéré. Rate volumineuse, ramollie ; épaississement fibreux étendu à toute la capsule. Estomac injecté. Un peu de liquide dans la cavité pelvienne.

Dans le crâne, veines gorgées de sang coagulé. Liquide céphalo-rachidien en plus grande abondance dans le tissu cellulaire sous-arachnoïdien et les ventricules. Pas d'injection de la pulpe cérébrale.

Observation XXI (Communiquée par M. le Dr Goldstein à M. Corvin).

Fièvre intense et angine probablement scarlatineuse. Dyspnée intense sans lésions pulmonaires ni bulbaires. Néphrite parenchymateuse (Résumé).

Jeune homme de 18 ans : fièvre (41°), courbature générale, douleurs des membres inférieurs, angine. Pas de céphalalgie, pas de vomissements. Dyspnée intense revenant pas accès toutes les 2 à 3 heures et produisant une cyanose qui fait croire à une prochaine asphyxie. Pas d'œdèmes. Battements cardiaques rapides, mais non en proportion de l'intensité de la dyspnée. Pouls fréquent, régulier, petit. Rien aux poumons. Les mouvements respiratoires, rapides, manquent d'ampleur. Urines albumineuses.

Cet état avait débuté brusquement. On ne peut obtenir de renseignements sur les antécédents du malade, à cause de la difficulté qu'il éprouve à parler. Il meurt le soir même dans un accès de dyspnée.

Autopsie. — Tous les organes étaient sains, sauf les reins qui, augmentés de volume, présentaient les lésions de la néphrite parenchymateuse.

Observation XXII (Communiquée à M. Corvin par M. le Dr Landrieux).

Urémie dyspnéique à la suite d'une scarlatine. Mort (Résumé).

Un jeune garçon de 11 ans fait le sujet de cette observation ; il présentait de la gêne de la respiration depuis deux à trois heures, semblable à un accès d'asthme. Respiration, 35. Pouls à 126. Face bouffie, paupières infiltrées : œdème considérable des membres inférieurs. Pas de cyanose;

muqueuses pâles. Connaissance conservée, quelques mouvements convulsifs : il est amaurotique depuis trois à quatre heures. La sensibilité est affaiblie. Rien au thorax qu'un peu de matité et quelques râles sous-crépitants aux deux bases ; rien au cœur. Respiration simultanément costale et diaphragmatique. Pas de laryngite œdémateuse : la dyspnée va croissant graduellement. On apprend que l'enfant a eu une scarlatine de courte durée et de faible intensité ; sa mère l'a fait sortir un peu tôt ; la dyspnée apparaît au quinzième jour. Depuis le matin, il a rendu peu d'urine trouble, peu colorée et contenant une forte proportion d'albumine. Application de ventouses sèches sur le thorax et de sinapismes aux extrémités ; purgatif drastique. La dyspnée progresse ; râles trachéaux ; quelques crises convulsives généralisées, mais de courte durée. Mort, neuf heures après le début des accidents.

Observation XXIII (Thèse de M. Loiseau).

Néphrite interstitielle. Dyspnée. Mort. Autopsie (Résumé).

M... (Sophie), 57 ans : antécédents excellents comme hérédité. Un an avant son entrée à l'hôpital, elle ressentit un affaiblissement considérable, perdit l'appétit et devint incapable de travailler ; des vomissements fréquents eurent lieu avant ou après les repas ; puis tout à coup de la gêne respiratoire survenant subitement par accès, sans cause appréciable ; grande anxiété respiratoire ; les accès duraient une ou plusieurs heures ; peu ou point de toux ; expectoration nulle. Bourdonnements d'oreille, étourdissements presque continus, battements dans la tête ; elle entre à la Pitié, elle fut traitée pendant sept mois et demi dans le service de M. Desnos, par la diète lactée, la glace et les bains de vapeur ; jusqu'alors les vomissements continuaient, la dyspnée devenait plus intense; un peu d'œdème des jambes avait cependant disparu; elle se trouvait mieux au moment de la sortie, mais ce fut pour peu de temps et elle fut obligée de rentrer de nouveau à l'hôpital ; elle fut admise dans le servicc de M. Bucquoy, dans un état d'amaigrissement et de faiblesse considérables ; les vomissements étaient toujours fréquents. Respiration considérablement gênée, bruyante, suspirieuse, avec sensation d'étouffement : elle était obligée de se tenir assise dans son lit. L'auscultation et la percussion ne révèlent aucune lésion dans la cavité thoracique. Temp. 37,2; pouls, 96; resp., 38. Deux jours durant, la respiration est très-accélérée; l'intelligence est intacte. Puis surviennent des frissons, la dyspnée est toujours plus forte et le huitième jour après son entrée dans le service de M. Bucquoy, elle a un véritable accès d'orthopnée avec angoisse respiratoire extrême; pas la moindre trace de cyanose; pas de souffles, pas de râles dans la poitrine. La sensation de froid continue ; l'abattement devient considérable ; le matin du vingtième jour après son entrée à Cochin la température vaginale n'est que de 34°,4; coma. Mort quelques heures plus tard.

L'autopsie ne fait découvrir aucune lésion du côté de l'appareil cérébro-spinal; un peu de congestion et d'emphysème des deux poumons; hypertrophie moyenne du cœur. Rien au foie, à la rate, à l'estomac, ni à l'intestin. Reins atrophiés pesant l'un 60 grammes et l'autre 70 grammes; la capsule est épaissie et adhérente; les substances corticale et médullaire sont confondues; le tissu des reins est résistant; leur surface est rétractée par places ; çà et là, dans la substance corticale, quelques petits kystes ayant au plus le volume d'un pois.

Observation XXIV (Thèse de M. Loiseau).

Polyurie. Albuminurie. Dyspnée urémique. Mort. Pas d'autopsie. (Résumé).

G... (Gabriel), 40 ans, maçon, entre le 9 février 1874 à l'hôpital Cochin dans le service de M. Bucquoy. Rien comme hérédité. Pas de diathèse; excès alcooliques.

Quinze jours avant son entrée, il a fait des excès de toute sorte à la suite desquels il ressentit un grand malaise; ses pieds, puis ses jambes et son visage enflèrent; cet œdème dura peu. Mais le malaise persista et fut accompagné, le soir principalement, de frissons et de fièvre; l'appétit disparut; il eut des envies de vomir. Il n'a pas remarqué à ce moment l'état de ses urines.

Huit jours après le début de ce malaise, il fut pris subitement pendant la nuit d'un véritable accès de suffocation; l'orthopnée résista à tous les moyens. Il insista pour être saigné; le médecin accéda à son désir, le soulagement fut rapide, mais le malade resta avec de la céphalalgie et des troubles de la vue. A son entrée, on constate un peu d'œdème des deux jambes et de la face; l'urine est pâle, abondante, contient une assez forte proportion d'albumine, quelques cylindres rares. Céphalalgie; inappétence, brouillard dans la vue. Aucune lésion au cœur ni aux poumons.

Six jours plus tard l'œdème a disparu, le malade accuse une sensation d'oppression extrême; des palpitations; les battements du cœur sont vigoureux et précipités. 2 à 3 litres d'urine en vingt-quatre heures. La proportion d'urée au moment de l'entrée était de 16 grammes par litre; du 15 au 20 février, elle oscille entre 4 et 7 gr. 72 par litre et cette diminution coïncide avec une aggravation des symptômes. La dyspnée va croissant jusqu'au 20; accès d'orthopnée;

saignée de 400 grammes ; l'état dyspnéique s'amende, mais la céphalée et les troubles de la vue s'aggravent.

Les jours suivants amélioration, même proportion d'urine contenant 12 à 14 grammes d'urée par litre. Un nouvel accès, le 5 mars, calmé par une nouvelle saignée ; la proportion d'urée était descendue à 5.50 et 8.25 par litre. A partir du 10, amélioration notable ; l'urine est toujours aussi abondante ; le malade quitte l'hôpital le 1er mai. On apprend que six semaines plus tard, il fut pris dans son pays des mêmes accidents et qu'il a succombé dans cette nouvelle attaque.

Observation XXV (Thèse de M. Boudin).

Cancer de l'utérus. Oblitération de l'uretère gauche. Altération du rein gauche. Vomissements. Dyspnée. Coma urémique. Mort. (Résumé.)

Lab... (Rose), 24 ans, atteinte d'un cancer de l'utérus développé à la suite d'un coup de pied dans le ventre. Miction gênée et douloureuse ; jambes un peu œdématiées ; hydarthrose des deux genoux ; inappétence ; amaigrissement ; une constipation antérieure a fait place à une diarrhée abondante. Bruits du cœur normaux, réguliers et fréquents. Poumons sains, sauf un peu de matité et quelques râles fins aux bases. Douleurs en ceinture, par accès ; dyspnée violente, concomitante. Temp. 36°,2 ; urine 400 gr., acide, densité : 1010 ; pas d'albumine ; 5 gr. 60 d'urée en 24 heures. Pouls petit, fréquent (100 à 124), frissons, vomissements, diarrhée. Au bout de quelques jours, cessation des vomissements et de la diarrhée qui sont remplacés par de l'oppression et de la somnolence, pas de convulsions, pas de délire. Un mois plus tard, la proportion d'urée ayant toujours été à peu près la même, grand abattement ; respiration courte, saccadée, fréquente ; quelques râles crépitants à la base des deux poumons. Coma très-marqué, pouls filiforme, à 130. Temp. 36°. Mort.

Autopsie. — Cœur et péricarde sains. Plèvre saine. Pneumonie hypostatique à la base des deux poumons. Foie gros, jaune ; rate volumineuse ; pas de péritonite. Masse cancéreuse de l'utérus ayant gagné le bas-fond de de la vessie ; obturation de l'uretère gauche qui est distendu et rempli d'un liquide qui n'a pas été analysé. Rein gauche poli, jaunâtre, aminci, d'aspect gras ; les deux substances corticale et médullaire peu distinctes ; capsule non adhérente. Rein droit sain, quoique pâle ; uretère correspondant libre.

Observation XXVI (Empruntée à Béhier et Liouville et citée par M. Boudin).

Cancer de l'utérus. Désordres de l'urination. Urémie. Dyspnée. Mort. Autopsie (Résumé).

Femme de 55 ans : cancer de l'utérus ; anémie profonde ; diarrhée rebelle. Temp. 36°,8. Sensation de refrodissement général ; urination irrégulière, rare. Quelques désordres momentanés de l'intelligence ; agitation, dyspnée. Mort 12 jours après avec tous les signes du coma urémique, (Béhier et Liouville). Ce coma avait été précédé, pendant de longues heures, d'une respiration bruyante et sifflante; la malade paraissait ne plus voir ni entendre.

Autopsie. — Compression et altération des uretères distendus ; reins durs, d'aspect lardacé ; désintégration granulo-graisseuse portée quelquefois très loin et due à l'étouffement des éléments comprimés.

Observation XXVII (Thèse de M. Lemarchand, citée par M. Phisalix).

Néphrite interstitielle. Urémie. Dyspnée. Mort. Autopsie (Résumé).

Lorain, de la garde républicaine, 24 ans, a eu, il y a quelques années, des maux de tête et des vomissements accompagnés de douleurs dans les reins. Guérison.

Le 23 octobre, étant de garde, douleur subite et gonflement dans les testicules; parotidite gauche quelques jours plus tard ; œdème, parotidite droite, celle de gauche ayant disparu. Albumine dans l'urine; troubles de la vue ; difficulté pour respirer ; céphalalgie ; convulsions épileptiformes; coma. 300 gr. d'urine en 24 heures ; 11 gr. d'urée ; 22 gr. d'albumine par litre. Sangsues aux apophyses mastoïdes. Sang riche en urée et graisse.

Le 14 et le15 novembre, crises analogues aux précédentes et suivies de coma ; la vue s'obscurcit de plus en plus,

Le 17.Dyspnée intense ; râles trachéaux, râles muqueux généralisés. Battements du cœur profonds, précipités. Signes d'épanchement dans le péritoine.

Le 18. Accès d'étouffement pendant la nuit; dyspnée pendant le jour.

Le 19. Orthopnée ; pouls radial insensible ; diarrhée.

Le 20. La respiration est moins gênée.

Le 21. La dyspnée revient, la face se cyanose et le malade meurt le soir.

Les reins examinés à l'œil nu et au microscope présentent les lésions de la néphrite interstitielle aiguë mélangées à des lésions de néphrite épithéliale ; les altérations sont plus prononcées au rein gauche. Epanchement de un litre et un demi-litre dans les plèvres ; épanchement dans le péricarde ; poumons infiltrés, congestionnés ; cœur gauche hypertrophié. Rien au cerveau. Testicules sains ; un peu de sérosité dans la tunique vaginale. Du côté des intestins, quelques points disséminés d'hyperémie ; pas d'ulcérations.

Observation XXVIII (Thèse de M. Hervier).

Dyspnée. Œdème. Albuminurie. Mort. Autopsie (Résumé).

L....., dessinateur, 45 ans, entre, le 12 février 1877, à la Pitié, dans le service de M. Dumontpallier. Variole à 4 ans; pneumonie à 25 ans; bonne santé jusqu'en 1875; affaiblissement considérable. Au commencement de 1876, oppression subite et sans cause qui l'oblige à suspendre tout travail ; urines moins abondantes ; fin janvier, la dyspnée continuant, il s'aperçoit qu'il a un peu d'œdème; quelques jours plus tard, violente angoisse respiratoire ; plusieurs vomissements bilieux de plus en plus intenses; augmentation de l'œdème qui, à l'entrée du malade occupe les membres inférieurs et un peu le membre supérieur gauche, Il est pâle, amaigri, les lèvres bleuâtres ; pouls à 88, à peine perceptible ; dyspnée extrême l'empêchant de parler; 35 à 40 respirations par minute; quelques râles trachéaux, râles ronflants et sibilants, quelques râles sous-crépitants à la base et en arrière; pas de matité. Battements du cœur précipités, tumultueux; pas de souffle. Selles rares; un demi-litre d'urine en 24 heures; albumine. Intelligence intacte.

Du 13 au 14. Dyspnée intense qui empêche le malade de se coucher; pas de phénomènes stéthoscopiques.

Le 15. Diminution de la dyspnée et augmentation de l'œdème; un demi-litre d'urine en 24 heures, albumine; 8 gr. d'urée par litre; affaiblissement de l'intelligence.

Le 16 et le 17. Dyspnée persistante.

Délire toute la nuit. Mort le 18 au matin.

Autopsie. — Reins atrophiés (55 et 75 grammes). Capsule épaissie, adhérente. Surface du rein granuleuse; consistance fibreuse ; reins pâles à la coupe, anémiés; pyramides atrophiées. Rate petite, sclérosée ; foie un peu graisseux. Quelques adhérences anciennes surtout à la plèvre droite ; les deux poumons présentent un peu de congestion à leur base. Cœur hypertrophié sans lésions valvulaires. Péricarde rouge; quelques adhérences à la partie postérieure. Epaississement de la dure-mère surtout au niveau de la scissure de Sylvius; pas d'adhérences avec la pulpe cérébrale.

Observation XXIX (Thèse de M. Hervier).

Dyspnée. Œdème. Albuminurie (Résumé).

P....., 46 ans, a eu la variole et une pneumonie. Pas de syphilis. Excès alcooliques ; entre à la Pitié, 3 avril 1877. Début il y a deux mois au plus, par une grande difficulté de respirer, survenant par accès et sans cause : pas de douleurs lombaires et à ce moment aucune trace d'œdème. Quelques jours avant son entrée, apparition d'un œdème d'abord limité aux membres inférieurs et qui se généralisa ensuite. Il est pâle, les lèvres cyanosées, les extrémités froides; la parole est difficile, à cause de l'oppression qui est considérable. Pas de fièvre ; rien aux poumons ; pouls régulier, faible et fréquent ; battement du cœur normaux, mais moins bien frappés. Rien au foie, à la rate, au péritoine. Il n'a jamais eu de vomissements, ni diarrhée ; intelligence intacte. La vue s'est affaiblie à dater du moment de l'apparition de l'œdème. Dans la nuit qui a suivi son arrivée, il a eu un accès de dyspnée qui l'a beaucoup effrayé. Pendant les 24 heures, un demi-litre d'urine contenant beaucoup d'albumine ; la proportion de l'urée est de 12 gr. par litre. Le lendemain la dyspnée est encore plus intense, l'état général s'aggrave ; la quantité d'urine est la même ; la proportion d'urée est de 15 grammes.

Enfin, voyant que son état ne s'améliore pas, le malade quitte l'hôpital.

Observation XXX.

(Communiquée par M. Lereboullet et citée par M. Huchard. Union médicale, 3 octobre 1878).

Néphrite interstitielle. Dyspnée. Injection de morphine. Mort. (Résumé).

Mme C..., 63 ans, anémie profonde ; cœur volumineux, souffle râpeux au premier bruit et à la pointe ; à certains moments dédoublement du premier bruit; foie volumineux, œdème des extrémités. Rien aux poumons, à part quelques râles d'œdème à la base. Dyspnée des plus intenses survenant par crise et surtout la nuit ; diurétiques, bromure de potassium, opiacés à l'intérieur, etc. La dyspnée augmentait, l'insomnie, l'agitation étaient persistantes. Toutes les médications échouent. Un soir, à tout hasard, injection de 1 centigr. de chlorhydrate de morphine associé à 1 milligr. de sulfate neutre d'atropine. Une demi-heure après, la malade s'endormit et le lendemain elle accusait un bien-être inaccoutumé ; le calme dura deux jours ; une nouvelle injection fit cesser la dyspnée pendant trois jours. M. Potain diagnostiqua une néphrite interstitielle, avec complication cardiaque et dégénérescence amyloïde du foie, ce qui fut confirmé par l'analyse des urines. Depuis cet instant jusqu'au jour où la malade succomba aux progrès de l'affection rénale, les injections hypodermiques de morphine déterminèrent toujours une sédation durable des accidents dyspnéiques.

Observation XXXI (Loc. cit.).

Néphrite interstitielle des mieux caractérisées ; accidents urémiques; vomissements, diarrhée, œdème, ascite et dyspnée extrême sans autre lésion qu'un peu d'œdème pulmonaire aux bases. Pendant trois semaines des injections hypodermiques de chlorhydrate de morphine à doses successivement croissantes (1 à 4 centigr. en 24 heures) arrivèrent toujours à calmer les accidents dyspnéiques. Le calme respiratoire durait trois jours. (Résumé.)

Observation XXXII (Loc. cit.).

Soldat atteint aussi de néphrite interstitielle et qui succomba très-rapidement à une encéphalopathie urémique. Avant la mort il fut atteint de cette dyspnée effroyable qu'on observe chez les urémiques et, dans ce cas encore, on ne put que grâce aux injections sous-cutanées de chlorhydrate de morphine, arriver à un résultat favorable.

Observation XXXIII (Communiquée par M. Boussi à M. Huchard. Loc. cit.).

Néphrite interstitielle. Dyspnée urémique. Injection de morphine. Mort (Résumé).

Femme de 61 ans; accès d'étouffement depuis longtemps; hypertrophie du cœur ; faible quantité d'albumine dans les urines. Quelques mois auparavant, polyurie et envies fréquentes d'uriner; douleurs de reins ; accès d'étouffement sans lésions pulmonaires ou cardiaques suffisantes pour l'expliquer. Diagnostic : néphrite interstitielle et dyspnée urémique. Nouvel accès de dyspnée qui fut arrêté presque immédiatement par une injection de morphine. Pendant 20 jours on pratiqua des injections de morphine et tous les jours on parvenait non seulement à calmer l'état de dyspnée presque effrayant auquel elle était en proie, mais parfois on parvint même à en empêcher l'apparition. La malade, au bout de ce temps, succomba naturellement aux progrès de son affection et le diagnostic de néphrite interstitielle fut absolument confirmé.

Observation XXXIV.

(Thèse de M. le docteur Cuffer).

Hôpital de la Charité, service de M. le professeur Hardy. Le nommée R..., salle Saint-Charles, n° 2, entre le 17 décembre 1876. A son entrée, cet homme présentait tous les signes d'une affection mitrale, et de plus de l'albuminurie dépendant d'une néphrite interstitielle d'origine cardiaque. Les premiers jours, ce malade n'avait que fort peu de gêne respiratoire ; en tous cas, la respiration n'avait aucun rhythme particulier.

Le 24 décembre, la respiration prit un caractère spécial ; elle se rhythma comme dans le phénomène de Cheyne. On constatait 14 respirations par minute. Voici quel était le rhythme de la respiration ; il y avait une série de grandes inspirations s'atténuant progressivement, s'éteignant et arrivant à l'apnée complète. Cette apnée durait environ de 30 à 40 secondes et la respiration reprenait par degré comme elle s'était éteinte. Le phénomène se produisait toutes les deux minutes. Pendant la reprise de la respiration la dyspnée n'était pas bruyante, elle était au contraire assez tranquille. Il n'y avait pas de convulsions. Le cœur conservait son rhythme, cependant il se ralentissait un peu pendant l'apnée. Ajoutons qu'il n'y avait pas de coma ; le malade présentait absolument le même état pendant et après l'apnée. Pas de troubles intellectuels. Donc, il n'y avait aucune modification des centres nerveux pendant le phénomène de Cheyne-Stokes.

La deuxième observation de M. Cuffer est relative à un malade du service de M. Hardy, à la Charité, salle Saint-Charles, n° 20. Le malade avait une affection mitrale avec néphrite cardiaque. Il présentait un rhythme de Cheyne-Stokes très-net et identique à celui du malade de l'observation précédente.

Observation XXXV (Dr Cuffer).

(Hôpital Necker, salle Saint-Louis, n° 11).

L..., peintre, 51 ans. Cet homme, soigné au mois de janvier 1876 pour des accidents d'intoxication saturnine, rentra de nouveau dans le même service le 7 juillet 1876, présentant des symptômes de néphrite interstitielle très-évidente. Cette néphrite s'accompagnait de l'hypertrophie cardiaque, avec le bruit du galop. Quelques jours après son entrée éclatèrent les accidents urémiques, et en particulier des troubles dyspnéiques. La dyspnée présenta rapidement le type intermittent.

Le 9 juillet, le rhythme de Cheyne-Stokes fut très-nettement accusé. Il y avait des périodes de suspension respiratoire de 25 secondes, suivies de reprises de la dyspnée progressive s'accompagnant de dilatation pupillaire, de déviation du cou à gauche et d'agitation. L'urée était en très-faible quantité dans l'urine.

Ce rhythme respiratoire persista jusqu'à la mort. L'autopsie confirma le diagnostic de la lésion rénale porté pendant la vie.

Observation XXXVI (Dr Cuffer).

Le nommé R.., 47 ans, salle Saint-Louis, n° 11, 22 janvier 1876. Néphrite interstitielle, avec bruit de galop symptomatique d'hypertrophie cardiaque. Urines abondantes, claires, peu albumineuses, diminution de la quantité d'urée, 9 grammes par litre.

Le 23 janvier, apparition des accidents dyspnéiques. Respiration de Cheyne-Stokes. Nous ajouterons que chez ce malade les accidents urémiques dépendaient non-seulement de la néphrite interstitielle, mais encore d'une altération du foie, lequel était manifestement hypertrophié.

Observation XXXVI bis (Dr Cuffer).

R..., 70 ans, salle Saint-Jean, n° 31, entré le 26 mars 1876. Néphrite interstitielle avec tous ses caractères habituels. Accidents urémiques. Respiration de Cheyne-Stokes le jour de l'entrée du malade.

Dans ce cas, le phénomène de Cheyne-Stokes était peu marqué, mais il était facile de le reconnaître cependant. Il n'y avait pas de suspension complète de la respiration; mais on observait très-nettement des alternatives de dyspnée très-intenses séparées par des intervalles dans lesquels la respiration était superficielle, ralentie, mais non suspendue. C'est là, en effet, un type du rhythme de Cheyne-Stokes que l'on observe encore assez souvent.

Observation XXXVII (Dr Cuffer).

G..., 62 ans, salle Sainte-Anne, n° 2, entré le 2 janvier 1876.

Néphrite interstitielle vulgaire. Phénomène de Cheyne-

Stokes s'est manifesté en même temps que du coma et a succédé à une dyspnée qui a été continue pendant les premiers jours.

Observation XXXVIII (Dr Cuffer).

G..., 49 ans, salle Saint-Jean, n° 20. Entré le 24 août 1876.

Cet homme, alcoolique, présentait à son entrée à l'hôpital, les signes d'une affection mitrale (insuffisance); de plus, le foie était volumineux, et l'on observait, en outre, les symptômes d'une néphrite interstitielle ordinaire. En effet, les urines étaient analogues à celles de la néphrite interstitielle vulgaire et non à celles de la néphrite interstitielle cardiaque. Du reste, outre les signes de l'insuffisance mitrale, on constatait la présence d'un bruit de galop cardiaque qui ne pouvait laisser de doutes.

Le 2 septembre, apparition d'accidents urémiques; la respiration prit alors le rhythme de Cheyne-Stokes classique. Dans ce cas encore, l'urémie était à la fois sous la dépendance de l'altération du foie et du rein.

Observation XXXIX (Dr Cuffer).

Br..., 55 ans, salle Saint-Jean, n° 27. Entré le 1er avril 1876.

A son entrée, nous constatâmes les lésions de la goutte au gros orteil gauche, de la dyspepsie très-accusée, de la gêne de la respiration et aussi des symptômes de néphrite interstitielle avec bruit de galop cardiaque. Le malade nous apprit qu'il avait souvent la respiration gênée et que, depuis 1870, ces troubles respiratoires survenaient par accès et que, de plus, pendant ces accès, il avait observé qu'il avait des moments de répit.

Nous pensâmes d'abord simplement à des accès d'asthme si fréquents chez les goutteux. Mais, deux jours après, nous nous expliquâmes parfaitement l'observation du malade lui-même. En effet, le 3 avril, l'oppression augmenta et la dyspnée prit le caractère très-net du phénomène de Cheyne-Stokes. Notre malade avait donc probablement, depuis 1870, de la dyspnée avec le rhythme de Cheyne. C'est là un phénomène intéressant de ce phénomène persistant pendant plusieurs années.

Observation XL (Dr Cuffer).

La malade qui en fait le sujet était âgée de 44 ans et était entrée le 5 septembre 1876, salle Sainte-Thérèse, n° 15.

Cette femme avait été prise brusquement, à la suite d'un refroidissement, de tous les symptômes de la néphrite interstitielle : polyurie, urine claire, peu albumineuse, œdèmes très-peu accentués ; et de plus, de l'hypertrophie cardiaque avec bruit de galop. Très-rapidement également survinrent des accidents urémiques : troubles de la vue sans lésion rétinienne, céphalalgie, vomissements, douleurs articulaires sans gonflement des articulations, enfin troubles respiratoires.

La gêne de la respiration ne tarda pas à s'accompagner de dyspnée très-intense. Mais cette dyspnée se rhythma et prit bientôt le type du phénomène de Cheyne-Stokes, de la façon la plus évidente.

Observation XLI.

Néphrite interstitielle. Dyspnée urémique. Respiration de Cheyne-Stokes. Mort. Autopsie (Personnelle).

Schrœder, âgé de 65 ans, musicien, entre le 12 mai 1878, à l'Hôtel-Dieu, salle Saint-Joseph, lit n° 4, dans le service de M. le professeur Sée.

Rien à noter dans ses antécédents.

Le malade avait toujours joui d'une santé excellente, lorsque, il y a six mois, sans que rien pût lui faire attribuer une cause à cette modification dans son état, il commença à avoir des accès de suffocation le prenant surtout la nuit. Depuis cette époque, l'oppression est continue et, très-souvent, à l'occasion d'une légère fatigue, d'une émotion, du décubitus et quelquefois sans cause appréciable, de véritables accès de suffocation et d'angoisse respiratoire surviennent annoncés par un malaise général. Alors, il est obligé de s'asseoir sur son lit, de se cramponner aux objets qui l'entourent ; sa respiration devient anxieuse, entrecoupée, avec des moments d'arrêt complet. L'accès dure avec cette intensité environ une demi-heure et laisse le malade accablé de fatigue, l'esprit inquiet, troublé, avec un peu d'affaiblissement de la mémoire et de l'intelligence, chose parfaitement appréciable, à la manière lente et embarrassée avec laquelle il répond aux questions qui lui sont faites. L'accès passé, la respiration reste toujours gênée, fréquente, sans ampleur, plutôt costale supérieure que diaphragmatique.

Avec l'apparition de cette dyspnée survenaient des migraines, souvent de la diarrhée, la digestion devenait lente, laborieuse, il perdait peu à peu l'appétit, ses forces l'abandonnaient et un amaigrissement rapide et maintenant considérable venait compliquer son état. L'urine était claire et abondante, son excrétion plus fréquente la nuit que le jour (2 litres à peu près en 24 heures).

Le caractère se modifia et devint sombre et inquiet.

Il n'a jamais remarqué avoir de la bouffissure à la face, aux paupières, pas d'œdème aux membres inférieurs. Nous n'en constatons pas non plus actuellement.

A l'examen du thorax, la percussion ne fait découvrir

aucune modification dans la sonorité ; l'auscultation ne révèle dans les deux poumons qu'un peu d'expiration prolongée. Rien du côté du cœur. La voix un peu faible par suite de la gêne de la respiration, a conservé son timbre normal.

Rien, en somme, ne vient donner une explication suffisante de cette dyspnée continue.

Les urines sont moins abondantes. Traitées par la chaleur et l'acide nitrique, elles laissent déposer une notable quantité d'albumine. La proportion de l'urée est réduite à 11 grammes en 24 heures. Densité 1012.

Le foie, la rate ne présentent rien d'anormal. La température est ordinaire ; l'appétit est revenu en partie. Le malade se plaint souvent de la dyspnée et de la fatigue et de l'insomnie qu'elle occasionne . Régime lacté continué pendant toute la maladie.

13 mai. Dans la soirée, violent accès de dyspnée présentant le rhythme de la respiration de Cheyne-Stokes. On fait respirer au malade de l'iodure d'éthyle et on lui fait plus tard une injection de chlorhydrate de morphine. L'accès se calme, la nuit est excellente ; le malade, à son réveil, se trouve mieux, reposé ; la respiration, quoique plus facile que la veille, est cependant toujours embarrassée.

Le 20. Rien de nouveau. L'état est à peu près le même ; les injections morphinées ont été continuées tous les soirs, aussi le malade avoue depuis quelques jours, avoir passé de meilleures nuits.

Le 25. La respiration devenant plus embarrassée, on fait faire au malade des inhalations d'iodure d'éthyle, toutes les deux heures : le calme revient.

Le 26. Accès violent de dyspnée offrant toujours le caractère de la respiration de Cheyne-Stokes.

Coma. Injection de morphine.

Rien de particulier dans les jours suivants.

4 juin. Dyspnée violente accompagnée d'une excitation très-grande, de délire : le malade veut à toute force quitter son lit. Impossible d'obtenir une réponse aux questions qui lui sont faites. Violentes douleurs de tête. Les urines sont à peu près nulles, l'urée réduite à 5 gr. en vingt-quatre heures. Il y a expuition de crachats sanguinolents. L'auscultation fait découvrir, à la base des deux poumons, des râles sous-crépitants fins.

Temp. 38°.

Le 5. Même état. Temp. 37°.

Le 7. La respiration est redevenue un peu plus libre, mais pas assez cependant pour permettre au malade de dormir. Le soir, injection de chlorhydrate de morphine, continuée les jours suivants.

Sous l'influence des injections de morphine, les nuits étaient devenues meilleures, et l'oppression, quoique persistante, avait moins d'intensité, lorsque le 15, survient un nouvel accès de dyspnée en tout semblable à ceux qui ont précédé. Un peu de délire. Le pouls est petit, irrégulier. On continue les injections de morphine.

Le 17. Le doigt indicateur de la main droite se tuméfie ; la tumeur est en fuseau, à petite extrémité dirigée vers le bout libre du doigt ; il semble y avoir une fluctuation profonde que l'épaisseur des téguments empêche de percevoir avec une grande netteté. Le malade accuse de la douleur dans le doigt et dans l'épaule correspondante.

Du 22 au 26, un accès de dyspnée continuel. Le malade ne peut s'endormir que par intervalles et il est promptement éveillé par une sensation de suffocation. Il est assis sur son lit, le tronc penché en avant, la bouche ouverte : tout, dans sa physionomie, respire la fatigue, la douleur et l'effroi.

Le 29. Un nouvel accès de dyspnée, mais tellement violent, qu'on croit venue la dernière heure du malade ; la respiration présente toujours le même type. L'accès n'est calmé que par une injection de morphine qui procure au malade une nuit de sommeil. A son réveil, il ne conserve pas un souvenir bien net de ce qui s'est passé.

1er juillet. Le malade a encore beaucoup maigri depuis son entrée à l'hôpital. Les urines peu abondantes, (800 gr.), examinées par M. Valmont, donnent le résultat suivant :

Albumine.	4 gr. 50
Urée. . . .	10 gr.

En vingt-quatre heures.

La dyspnée est de plus en plus intense, continue, avec exacerbations nocturnes. Toujours quelques râles sous-crépitants fins à la base des deux poumons. Le cœur est volumineux et bat d'une façon désordonnée avec quelques rares et courtes intermittences.

Le 4. La dyspnée s'accentue encore d'avantage les jours suivants : la mort du malade parait imminente ; il conserve la position assise, ne pouvant plus en prendre d'autre sans étouffer aussitôt. Injections de chlorhydrate de morphine.

Dans les derniers jours il y a rétention d'urine ; on est obligé de le sonder,

Quantité d'urine. . . .	250 gr.
Albumine.	6 —
Urée.	7,25

Pour 1,000 parties.

L'état s'aggrave de plus en plus et le malade meurt le 7.

Les accès greffés sur son état dyspnéique habituel ont tous présenté le type de la respiration de Cheyne-Stokes ; il n'est donc nécessaire que d'en décrire un seul et c'est ce que nous allons faire à l'aide d'un tracé pris sur ce même malade par M. Debove, professeur-agrégé à la Faculté de médecine, tracé qu'il a bien voulu nous communiquer.

Le pouls était très-faible, irrégulier, intermittent ; l'auscultation rendue impossible par les râles sans nombre qui se produisaient dans la trachée et les grosses bronches.

Les mouvements respiratoires sont peu marqués et traduits sur le tracé par des oscillations de peu d'amplitude ; ils sont aussi plus fréquents que dans la respiration normale ; ils vont en s'affaiblissant graduellement et en se ralentissant pendant 15 secondes, puis arrêt complet de tout mouvement respiratoire pendant 15 secondes; reprise de la respiration saccadée, précipitée pendant 45 secondes; puis léger ralentissement pendant 15 secondes ; reprise du rhythme précipité pendant 20 secondes ; arrêt complet, 15 secondes. Reprise des mouvements respiratoires, 35 secondes ; nouvelle suspension, 15 secondes. Reprise, 42 secondes ; ralentissement (4 respirations en 10 secondes). Reprises, 35 secondes ; léger ralentissement, 10 secondes. Reprise 30 secondes, puis ralentissement et affaiblissement tels des mouvements respiratoires que c'est presque déjà un arrêt complet et cela durant 25 secondes. Reprise, 30 secondes. Apnée, 12 secondes. Reprise, 45 secondes et ainsi de suite une série de mouvements respiratoires précipités, précédée et suivie de ralentissement extrême et souvent de suspension complète de la respiration. Un arrêt et une reprise sont généralement compris dans l'espace d'une minute,

Autopsie le 9 juillet.

Le cadavre est très-maigre. Pas de tissu adipeux sous-cutané ; les parois musculaires thoraciques sont très-minces.

La plèvre contient une certaine quantité d'un liquide louche.

Les deux poumons, de volume normal, crépitent bien ; coupés en divers sens et examinés avet soin, ils ne présentent rien à noter.

Le cœur très-volumineux pèse 495 gr.

Le ventricule gauche est hypertrophié : sa paroi à la partie moyenne a une épaisseur de 3 centimètres. Le ventricule droit n'a des parois que d'une épaisseur de 7 millimètres. Pas d'altérations valvulaires.

Le péricade est sain.

Le foie est légèrement congestionné sans présenter aucune lésion.

La rate est très-petite, mais saine.

L'épiploon, le mésentère ne présentent rien à noter, sinon une absence complète de tissu adipeux.

L'intestin n'est point lésé.

Les reins sont très-petits : le rein droit pèse 85 gr., le gauche 97. Ils sont durs, résistent au doigt. La substance corticale est blanchâtre, fibreuse. Les pyramides ont disparu par places : dans d'autres points elles sont rougeâtres et diminuées de volume, noyées au milieu de la substance fibreuse corticale. La capsule est épaissie, très-adhérente et ne se laisse pas détacher, on ne peut que la déchirer par petits morceaux.

Le cerveau, enlevé en entier et employé pour une préparation n'a pu être examiné en détail. La couche corticale était œdématiée.

Le doigt indicateur de la main droite qui s'est tuméfié et avait causé de la douleur au malade contenait dans le tissu cellulaire sous-cutané et dans les gaines des tendons une notable quantité de pus.

Observation XLII.

Néphrite parenchymateuse et interstitielle. Urémie. Dyspnée. Mort. Autopsie. (Inédite ; recueillie en partie par M. Rueff, externe du service).

Floquet (Antoine), 54 ans, peintre, entre le 28 février 1878 à l'Hôtel-Dieu, salle Saint-Christophe, n° 8, dans le service de M. le professeur Sée.

Il n'a rien à nous apprendre comme antécédents héréditaires. Il exerce sa profession de peintre depuis l'âge de 24 ans et malgré cela il ne se rappelle point avoir eu de maux de tête, de coliques, de paralysie ; cependant de temps à autre, il avait un peu de diarrhée qui ne durait jamais plus d'un jour ou deux.

Il y a un an, il s'aperçut qu'il était essoufflé lorsqu'il montait un escalier. Au commencement de l'hiver dernier, il eut de véritables accès de dyspnée très-intense, principalement au moment où, sortant de son atelier, il se trouvait brusquement exposé à un air froid et humide. Peu à peu ces accès se rapprochèrent et finirent par se reproduire chaque nuit; ils duraient de un quart d'heure à trois heures; pendant leur durée, il était obligé soit de se lever, soit de s'asseoir sur son lit, soit de s'accroupir, de s'accrocher à un meuble quelconque pour pouvoir respirer ; puis survenaient des sueurs abondantes, l'expulsion d'une grande quantité de crachats muqueux et l'accès se terminait ainsi ; souvent aussi il y avait émission abondante d'urine dont la sécrétion avait considérablement augmenté à peu près à l'époque de l'apparition des premiers accès de dyspnée et à ce point qu'il était obligé de se lever plusieurs fois dans la nuit.

Pendant ce temps, aucun autre accident; l'état général était bon, l'appétit conservé, il n'y avait point d'amaigrissement, pas de maux de tête, pas de troubles de la vue, pas de toux.

Les crises, depuis trois ou quatre mois, surviennent donc toutes les nuits. Il y a un mois et demi à peu près, les jambes commencèrent à enfler, mais l'enflure, peu considérable du reste, s'arrêta un peu au-dessus des malléoles.

A son entrée, nous trouvons un homme pâle, la face un peu bouffie, les paupières rouges, et molles; les pieds sont œdématiés et l'œdème remonte un peu au-dessus des malléoles; le pouls est petit, faible; rien d'anormal à la percussion et à l'auscultation soit aux poumons, soit à la plèvre. La matité précordiale n'est pas trop exagérée en étendue; à l'auscultation on ne perçoit aucune altération des bruits normaux; un bruit supplémentaire relie le premier au deuxième temps et constitue un bruit de galop. Les urines sont abondantes, pâles; traitées par l'acide nitrique et la chaleur elles laissent déposer une notable proportion d'albumine; la proportion de l'urée est diminuée :

Quantité d'urine par 24 heures	2,500 grammes.
Albumine	1,30
Urée	14

Réaction acide.

La conversation est facile et les réponses nettes et lucides; la mémoire n'est aucunement altérée. Il se plaint d'un grand changement survenu dans son caractère autrefois très-gai. Depuis quelques mois il est toujours triste, inquiet; il pleure pour un rien et recherche l'isolement. A part cela il ne se plaint que de la fatigue que lui occasionnent ses accès et de l'insomnie qui en est la conséquence

4 mars. Les crises surviennent toutes les nuits, généralement après minuit ; le malade dort quand tout à coup il sent vaguement qu'il étouffe, il s'agite en vain dans son lit et cherche à conserver un sommeil qui lui échappe ; l'oppression devient plus intense, il suffoque. Alors il s'asseoit, le thorax penché en avant, il se cramponne à son lit et fait de vains efforts pour aspirer une quantité d'air suffisante ; la bouche est grande ouverte, les yeux humides, le regard inquiet, effrayé ; pas un mot, pas la moindre réponse aux questions qui lui sont faites ; les deux temps de la respiration sont également embarrassés ; elle est sifflante, râlante comme dans l'agonie ; par moment il y a arrêt complet des mouvements respiratoires. La crise dure ainsi pendant un quart d'heure et souvent davantage ; elle se termine par le rejet de crachats spumeux et blanchâtres et une abondante émission d'urine.

Le 10. Depuis quelques jours les crises sont un peu diminuées et le malade se trouve beaucoup soulagé par les inhalations d'iodure d'éthyle.

Prescription. Régime lacté. Iodure de potassium.

Le 13. Il accuse du mal de gorge et un peu d'enrouement.

Le 15. Persistance du mal de gorge ; léger œdème de la paupière de l'œil gauche avec conjonctivite.

Le 17. Même état.

Le 25. Suppression de l'iodure de potassium.

Le 28 et le 29. Accès de dyspnée très-violent.

Le 1er avril. Nouvel accès de dyspnée, atroce à ce que dit ensuite le malade ; il éprouve une sensation de constriction à l'œsophage et au larynx. Cet accès dure un peu plus d'un quart d'heure. On fait une injection de morphine qui calme le patient et lui procure un peu de sommeil.

L'expectoration n'est pas plus abondante qu'au moment

de son entrée à l'hôpital ; les signes stéthoscopiques nuls. L'appétit a beaucoup diminué.

Le 15. Plus de mal de gorge ; la voix reste légèrement voilée.

Pendant le reste du mois d'avril, les accès se renouvellent presque chaque nuit et, pour procurer au malade un peu de sommeil, il est nécessaire de recourir aux injections de chlorhydrate de morphine.

Dans le courant du mois de mai, survient une pleurésie avec épanchement. Les accès de dyspnée continuent fréquemment ; on fait toujours des injections de morphine.

Cependant vers la fin de juin, l'arrivée d'un temps chaud et sec exerce sur son état une influence favorable et il lui semble que dans le jour il est moins oppressé que d'habitude ; mais il lui faut faire peu d'exercice, car, au moindre effort, un accès est imminent. On continue le régime lacté et les injections morphinées.

A dater du 1er juillet nous observons nous-même le malade que nous voyons à cette époque pour la première fois. Il a beaucoup maigri, paraît-il, depuis son entrée à l'hôpital ; l'appétit a presque complétement disparu. L'œdème, longtemps limité aux pieds, a envahi le membre inférieur jusqu'au genou ; par contre, on n'observe plus guère d'œdème des paupières. Les accès de dyspnée sont moins intenses et plus rares ; le malade est toujours essoufflé, mais moins qu'autrefois et, le soir, en se couchant deux heures plus tard que ses compagnons de salle, il peut reposer un peu pendant la nuit. Malgré cette amélioration, son caractère devient de plus en plus sombre, inquiet ; il est toujours seul, à lire ; jamais l'ombre d'un sourire ne vient dérider sa physionomie malheureuse.

Les urines beaucoup moins abondantes sont toujours albumineuses.

Quantité par 24 heures, 800 grammes
Quantité d'albumine, 2
Quantité d'urée, 12 gr. 50
Densité : 1017 ;
Réaction acide.

A l'auscultation, la respiration se fait bien entendre dans toute l'étendue des deux poumons, sauf à la base du poumon gauche où on ne perçoit aucun bruit respiratoire. Dans le reste du territoire pulmonaire, la respiration a peut-être un timbre un peu rude ; on entend quelques râles sous-crépitants disséminés dans les deux poumons ; mais principalement dans le poumon droit et surtout à sa base.

La pointe du cœur bat dans le sixième espace intercostal, les battements sont fréquents, tumultueux ; les bruits en sont très-nets.

14 juillet. Quelques accès de dyspnée sont encore survenus la nuit ; mais sans grande intensité. Le 14 au soir, le malade est pris d'un nouvel accès des plus terribles par son intensité et par sa durée. Il se trouvait assez calme et relativement bien quand il a été pris subitement. Nous le voyons le 16 au matin et l'accès dure encore. Il est assis sur son lit, le corps penché en avant, la respiration très-fréquente, haletante ; la lèvre inférieure est pendante, la bouche ouverte ; il s'en écoule une bave spumeuse, filante ; la trachée et probablement les grosses bronches sont remplies de mucosités qui, au passage du courant d'air de l'inspiration et l'expiration produisent de gros râles qu'on entend à distance et qui rendent impossible toute tentative d'auscultation. Le pouls est tellement faible, filiforme, dépressible, qu'il est très-difficilement perçu. Les injections de morphine sont impuissantes à ramener le calme. Le malade regarde autour de lui d'un air anxieux ; il ne répond que

par signes rares aux questions qui lui sont faites et qu'il semble cependant comprendre. La peau est froide; les mains, les lèvres sont légèrement cyanosées.

Le soir, mort.

L'autopsie est pratiquée le surlendemain.

A l'ouverture du thorax, on trouve dans la plèvre un peu de liquide ascitique.

Le poumon droit est très-difficile à enlever et se déchire même en plusieurs endroits, par suite d'adhérences anciennes entre les deux feuillets pleuraux. Il est un peu congestionné, mais il crépite dans toute son étendue.

Le poumon gauche est ratatiné; il ne crépite que dans son lobe supérieur; tout le reste est absolument imperméable, résistant, élastique.

Il y a peut-être un peu de périhépatite, mais bien peu de chose. Le foie pèse 1,290 grammes; à la coupe il a l'apparence du foie muscale.

Les deux reins sont petits; le droit a sa capsule un peu épaissie, adhérente; il se déchire par place lorsqu'on veut détacher cette capsule; ailleurs c'est la capsule qui se détache; il est friable en certains endroits, plus spécialement dans sa portion corticale, dur et résistant en certains endroits; il pèse 93 grammes. Le rein gauche offre des altérations analogues; la capsule est un peu moins épaissie; il est un peu congestionné par places et pèse 98 grammes. Dans chacun de ces deux organes, on trouve les lésions de la néphrite parenchymateuse et celles de la néphrite interstitielle.

Le cœur, couleur feuille-morte est très-volumineux; il pèse 650 grammes. Rien d'anormal dans ses cavités; aucune lésion d'orifice; quelques caillots fibrineux dans le ventricule droit dont les parois sont un peu amincies;

l'épaisseur de la paroi du ventricule gauche à sa partie moyenne dépasse 2 centimètres et demi.

Le cerveau n'offre à sa périphérie rien de particulier; les circonvolutions sont parfaitement marquées; les différentes coupes n'offrent rien à noter; rien dans les ventricules. On découvre seulement dans le bulbe un petit point hémorrhagique au bord externe de l'aile grise, à droite, près de la racine du pneumo-gastrique.

Observation XLIII.

Néphrite interstitielle. Urémie. Dyspnée. Mort. (Inédite ; recueillie par M. Lalesque, externe du service).

Detray (Pétronille), 49 ans, journalière, entre le 22 avril 1878, à l'Hôtel-Dieu, salle Sainte-Jeanne, n° 15, dans le service de M. le professeur Sée.

Sa mère est morte d'une fluxion de poitrine et son père est mort avec des étouffements à la suite d'une longue maladie. En ce qui la concerne, voici les événements qui ont précédé l'état actuel. Elle a été réglée pour la première fois à 18 ans. L'apparition des menstrues n'a apporté aucune modification dans son état habituel de bonne santé. La ménopause s'est établie il y a un an et demi, avec autant de facilité que la menstruation avait apparu. Dans l'intervalle, la fonction s'est toujours opérée régulièrement; la la malade, quoique mariée, n'a jamais eu de grossesse. Elle aurait toujours joui d'une bonne santé. La variole est la seule fièvre éruptive dont elle ait été atteinte; elle en porte les traces sur le visage, pas de scarlatine, pas de rougeole. Rien ne peut faire supposer en elle la diathèse scrofuleuse; elle n'a jamais eu de douleurs articulaires; pas de traces de syphilis; l'alcoolisme, difficile à établir, est toutefois peu probable; l'état de bonne santé habituelle, l'intégrité de l'appareil pulmonaire ne permettent pas de songer à la diathèse tuberculeuse.

C'est vers le milieu de l'année 1877, que sa santé est devenue chancelante. Sans cause appréciable, sauf la coïncidence de la ménopause à laquelle la malade fait jouer un grand rôle, il est survenu un essoufflement facile ; l'ascension d'un escalier, une marche un peu accélérée provoquaient souvent une oppression assez intense. Pas de douleur en aucun point de la cage thoracique, pas de toux, pas d'expectoration ; la voix conserve son timbre normal ; quelques palpitations accompagnent la gêne respiratoire.

Tous les autres systèmes sont restés indemnes, ou du moins l'attention de la malade n'a été attirée sur aucun d'eux. L'appétit n'était pas modifié ; l'estomac et l'intestin accomplissaieut bien leurs fonctions ; pas de nausées, pas de vomissements, pas de diarrhée, pas de douleurs abdominales. Il n'y a jamais eu de fausses envies d'uriner, ni émission fréquente d'urine.

Cet état a persisté jusqu'à environ un mois avant l'entrée de cette femme à l'Hôtel-Dieu. Dans les premiers jours de mars, elle s'aperçut pour la première fois que ses jambes enflaient. Elle est aussitôt obligée de cesser to ut travail La dyspnée devenait plus intense et l'œdème, gagnant de proche en proche, ne tardait pas à envahir les membres inférieurs dans leur entier. Au milieu de cette aggravation il ne survint pas le moindre phénomène de réaction.

Le 22 avril, jour de l'arrivée de la malade, l'état est assez alarmant. Le décubitus horizontal est impossible. Elle est assise sur son lit, le thorax sontenu par plusieurs oreillers ; la dyspnée est extrême. Les efforts d'inspiration sont profonds ; le thorax est soulevé en totalité ; mais les sterno-mastoïdiens entrent seulement en jeu ; les côtes supérieures se soulèvent plus que les inférieures. L'inspiration et l'expiration se font sans aucun bruit, sans aucun sifflement. Le nombre des mouvements respiratoires n'a pas été noté ; mais il n'a pas paru sensiblement augmenté.

L'odeur de l'haleine n'a rien de spécial.

L'état extérieur paraît peu en rapport avec cette angoisse respiratoire. Les téguments ont conservé en général leur coloration normale : pas de teinte cyanique du cou, de la face ou des extrémités. Pas de modification de la température. Le pouls est lent, régulier, un peu dur sous le doigt, comme si la tension artérielle se trouvait exagérée. Il n'y a jamais eu d'hémorrhagies d'aucune sorte. Les membres inférieurs sont œdématiés dans toute leur étendue : la peau en est blanche, tendue, luisante ; une légère pression du doigt y détermine une empreinte assez longtemps persistante. Pas de douleur en aucun point, pas de cordon roulant sous le doigt, pas d'engorgement ganglionnaire.

L'œdème a envahi la paroi abdominale, mais il n'y a pas d'ascite ou du moins en si faible quantité qu'elle passe inaperçue : la circulation veineuse collatérale de l'abdomen n'est pas développée. Les membres supérieurs sont œdématiés au niveau de la face dorsale de la main et du poignet. Dans les autres parties du corps on ne trouve pas de traces d'œdème, sauf peut-être au niveau des joues qui sont tombantes, tremblotantes, mais dont les téguments ont conservé leur coloration normale. Pas de bouffissure palpébrale ; la malade ne se rappelle pas s'être jamais réveillée avec les paupières enflées.

Du côté du thorax on voit à gauche et en arrière une légère voussure à laquelle correspond de la matité à la percussion et l'absence de vibrations thoraciques ; à l'auscultation, le murmure vésiculaire est aboli dans le tiers inférieur du poumon gauche. A droite, rien d'anormal ni à la vue, ni à la palpation, pas plus qu'à la percussion et à l'auscultation, à part quelques gros râles humides disséminés à la base. Dans aucun autre point on ne trouve d'altération du murmure respiratoire ou de la voix.

Le cœur bat à sa place, la pointe au niveau du cinquième espace intercostal, peut-être un peu plus en dehors que dans l'état normal. La palpation ne donne point la sensation d'un choc violent, ni d'un double choc : pas de frémissement ondulatoire de la paroi thoracique dont le soulèvement correspond bien à la systole ventriculaire. La percussion ne donne point au cœur de limites bien exagérées. A l'auscultation, les deux bruits sont nettement frappés. Le stéthoscope, successivement prononcé aux divers foyers d'auscultation cardiaque, ne laisse percevoir aucun souffle. Toutefois on entend un bruit surajouté (bruit de galop) perçu à la pointe et au deuxième temps qui de la sorte se trouve dédoublé. Son intensité est assez faible, son timbre sourd; il est constant et se reproduit à chaque révolution cardiaque.

Pas de souffle dans les vaisseaux du cou.

Rien d'anormal dans les autres organes, ni du côté du tube intestinal, ni du côté de ses annexes. La parole est nette et l'intelligence intacte. Pas de céphalalgie ; il n'y a actuellement et au dire de la malade, il n'y a jamais eu de troubles du côté de la vision.

Les urines sont pâles; traitées par la chaleur et l'acide nitrique, elles donnent un précipité blanchâtre, floconneux, peu abondant; le dosage de l'urée fait par M. Valmont, donne une proportion de 16 gr. par vingt-quatre heures. Il n'est pas possible de savoir si, depuis l'apparition de ces phénomènes d'anasarque, la quantité des urines a diminué ; la chose est peu probable, vu l'abondance de la sécrétion dans les premiers jours de son séjour à l'hôpital, 3,500 grammes environ.

Prescription : régime lacté; préparation de digitale.

Sous l'influence de ce traitement, les phénomènes ne tardent pas à s'amender. Peu à peu l'œdème des parois abdominales disparaît et presque en même temps celui des membres inférieurs et supérieurs; l'hydrothorax se résorbe en partie et la dyspnée diminue d'intensité, mais sans jamais disparaître complètement; elle constitue le phénomène dominant de la maladie.

Le mois de mai et juin passent sans que cette anhélation s'améliore ; il survient parfois des accès d'oppression tellement intense que la malade croit asphyxier ; puis l'accès passe et laisse toujours après lui un état dyspnéique assez intense pour rendre souvent le sommeil impossible. On a recours aux injections de morphine qui procurent du soulagement et du sommeil, mais qui ont l'inconvénient de produire des vomissements qui cessent en effet lorsque l'on suspend les injections morphinées ; ces vomissements n'ont jamais présenté de caractères particuliers, point d'odeur spéciale ; l'analyse n'en n'a point été faite.

L'urine de vingt-quatre heures est réduite à 600 gr. La quantité d'albumine a considérablement augmenté; urée 12 gr. en vingt-quatre heures.

La malade, malgré ses réclamations, est toujours soumise au régime lacté.

L'œdème, après avoir complètement disparu pendant un mois, s'est reproduit, mais par poussées rapides et fugaces.

15 juillet. Le cœur est toujours indemne de toute lésion ; le bruit de galop ne s'entend presque plus. L'urine est pâle, décolorée : la quantité excrétée par vingt-quatre heures oscille entre 1,250 et 1,500 gr.; traitée par la chaleur et l'acide nitrique, elle donne un précipité tellement abondant qu'il reste à peine dans l'éprouvette une légère couche de

liquide. Ce précipité est floconneux, blanc, à teinte légèrement rosée.

La proportion de l'urée, en 24 heures, est de 14 gr.

La malade accuse de la diarrhée qu'elle attribue au lait et insiste pour qu'on modifie son régime, ce qui ne lui est pas accordé.

Le pouls a conservé tous ses caractères. La pression artérielle est augmentée, ainsi qu'il résulte de l'examen fait à l'aide de l'appareil de M. le professeur Marey. La dyspnée est constante.

Le 10. Il n'existe pas plus aujourd'hui qu'au début d'autres manifestations morbides. Pas de troubles oculaires, pas de céphalalgie, pas de vomissements, pas d'attaques convulsives. L'amaigrissement a fait des progrès; la faiblesse est très-grande, le caractère est triste.

A ce moment, nous quittons Paris et perdons la malade de vue; à notre retour, nous apprenons qu'elle a succombé dans le coma, au commencement du mois d'octobre.

Observation XLIV (Personnelle).

Néphrite interstitielle. Albuminurie. Dyspnée. Accès épileptiformes.

Duc... (Rémy), 60 ans, tonnelier, entre le 19 août à l'hôpital Temporaire, salle Sainte-Catherine, n° 23, dans le service de M. le Dr Raymond.

Nous ne voyons ce malade que le 28 novembre. Voici les renseignements que nous pouvons obtenir sur ses antécédents.

Il est originaire de la Marne où il a demeuré jusqu'a 21 ans. Sa mère est morte asthmatique à l'âge de 65 ans, son père, âgé de 87 ans, vit encore et jouit d'une bonne santé. Veuf depuis 18 ans, il a deux enfants bien portants tous deux et ayant eux mêmes de la famille.

Il a eu la rougeole à 17 ans; rien auparavant.

A l'âge de 30 ans, a eu une rétention d'urine incomplète; le jet seulement était amoindri.

Il fait le métier de tonnelier depuis l'âge de 25 ans. A 31 ans, à la suite d'une frayeur insignifiante, dit-il, il est tombé à terre, a perdu connaissance, et, quand il est revenu à lui, n'ayant aucun souvenir de ce qui s'est passé, il s'est aperçu qu'il s'était mordu la langue ; un accident semblable eut lieu cinq à six mois plus tard et, à peu près à même intervalle, il y eut de nouvelles attaques; les deux dernières, cependant, ont été espacées de deux ans.

Il avoue avoir bu avec excès, vers l'âge de 37 ou 38 ans, pendant une quinzaine d'année. Sa nourriture était bonne.

Il a eu une nouvelle attaque épileptiforme depuis son entrée à l'hôpital, il y a un mois environ, ou plutôt trois attaques dans la même journée. Dans celles-ci, pas plus que dans celles qui ont précédé, il n'a jamais observé de modifications du côté de la sensibilité ou de la motilité; après l'accès, il avait seulement une très-grande tendance au sommeil. Il a, dit le garçon de salle, ce que contredit énergiquement le malade, des absences tous les deux ou trois jours, au point de confondre entre eux et de prendre l'un pour l'autre les objets destinés aux usages les plus opposés. A part ces absences et dans leur intervalle, l'intelligence est intacte et le malade répond avec netteté aux questions qui lui sont faites.

Il y a peu près trois ans, il a éprouvé des maux de tête qui, siégeant au niveau de la bosse pariétale gauche, s'irradiaient vers la nuque et le front. Chaque fois que ces maux de tête survenaient, il avait des nausées souvent suivies de vomissements qui, alors, jugeaient l'accès et le calme revenait. En même temps, quelques légers troubles de la vue ; des obnubilations qui surviennent encore quelquefois, à n'importe quel moment de la journée.

Puis il a éprouvé de la gêne pour respirer ; il était rapidement essoufflé quand il avait marché un peu et surtout quand il montait un escalier ; il était obligé de s'asseoir pour se reposer un peu et respirer.

Il y a un an, il s'aperçut que ses jambes étaient enflées ; l'enflure a débuté au niveau des malléoles et a envahi la jambe jusqu'au genou et a disparu au bout d'un mois. Six mois plus tard, nouvelle enflure qui n'atteignit même pas le genou et dura deux mois ; elle revint depuis son entrée à l'hôpital, mais tellement légère que le simple repos au lit l'a fait rapidement et complètement disparaître.

Quand il garde le repos, il n'est pas trop gêné pour respirer, mais le moindre exercice, une simple contrariété provoquent chez lui des accès de dyspnée très-intense, qui se sont montrés assez souvent depuis son entrée dans le service et cela en dehors de toute lésion pulmonaire ou cardiaque. Il n'y avait point de matité à la percussion, point de bruits pathologiques à l'auscultation. Du côté du cœur, seulement un dédoublement du second temps. Ces renseignements nous sont donnés par M. le Dr Raymond.

Les urines sont depuis longtemps abondantes, pâles ; il est obligé de se lever la nuit pour uriner. Traitées par la chaleur et l'acide nitrique, elles décelaient une notable proportion d'albumine.

Examiné par nous, le 28 novembre, il dit avoir beaucoup maigri et n'avoir plus d'appétit. L'examen direct confirme son dire ; tout le corps est maigre, la peau sèche, ridée ; nulle trace d'œdème, pas plus aux membres inférieurs qu'à la face. La vue est bonne, sauf les obnubilations dont il a été question plus haut. La sensibilité est normale partout.

La cage thoracique est très-amaigrie, les côtes sont saillantes, les parois musculaires déprimées ; pas de voussure en aucun endroit. A la palpation, on est tout étonné de ne sentir à gauche aucun mouvement du cœur et de le sentir battre à droite, la pointe dans le quatrième espace intercostal ; pas de souffle ; dédoublement du second temps ; cet organe se contracte avec énergie.

A la percussion, le thorax est sonore dans toute son etendue. Les vibrations sont conservées, sauf peut être à la base où elles paraissent un peu affaiblies. A l'auscultation, on entend des deux côtés de gros râles sibilants et ronflants, signes d'une bronchite survenue depuis peu ; il tousse et rejette des crachats filants, bien aérés.

L'urine est limpide, citrine, toujours albumineuse.

Il a de la diarrhée depuis deux mois.

Le pouls est fort, les artères sont dures, difficilement dépressibles.

7 décembre. La diarrhée continue.

Le 5. Il y a eu un accès de dyspnée très-intense, sensation de constriction épigastrique, anxiété ; cet accès a duré à peu près une demi-heure. Il en survient un par semaine, au dire du malade.

Rien n'est tenté contre sa dyspnée et sa diarrhée.

L'appétit est toujours à peu près nul ; pas de modifications dans les urines.

La nuit, il a souvent des rêves pénibles et son sommeil est fréquemment interrompu par des cauchemars.

Le 20. Nous voyons ce malade pour la dernière fois. Rien n'est changé dans son état. Il est encore à l'hôpital.

Observation XLV (Personnelle).

Néphrite interstitielle. Albuminurie. Dyspnée urémique.

H... F..., 56 ans, cartier, entre le 17 décembre à l'Hôtel-Dieu, salle Saint-Christophe, n° 13, dans le service de M. le professeur Sée.

Son père est mort il y a trois ans, il ne sait de quelle maladie, sa mère a succombé à une maladie de poitrine à l'âge de 26 ans ; il est veuf et a de son mariage une fille bien portante. Habite Paris depuis l'âge de 16 ans et y a toujours fait le métier de cartier, métier dans lequel on manie des préparations plombiques.

Il a eu, étant jeune, une blennorrhagie sans complications ; pas de syphilis ; il n'est pas alcoolique.

A 20 ans, il a été atteint d'une fièvre typhoïde qui a guéri promptement sans laisser de traces.

Il y a vingt-trois ans, il a eu des coliques de plomb.

Il y a quatre ans, il s'aperçut que ses malléoles étaient un peu œdématiées ; il attribue cette enflure à un travail longtemps prolongé et debout.

Il y a deux ans, une paralysie radiale droite qui a duré trois mois et, au mois d'avril dernier, une hydarthrose du genou gauche.

Au mois d'avril ou de septembre 1878, il ressentit de violents maux de tête occupant tout le front des deux côtés ; une fois même, la douleur se propagea jusque dans l'oreille. Ces maux de tête ont augmenté de fréquence jusqu'au mois de novembre, époque à laquelle ils sont devenus quotidiens et ont été accompagnés, pour la première fois, de diarrhée et de vomissements qui ne se sont répétés, du reste, que cinq ou six fois. Pas de troubles de la vue ; pas de convulsions.

Puis il perdit l'appétit, ressentit des douleurs au niveau des reins mais sans irradiation. Il devenait essoufflé au moindre effort et une marche un peu prolongée, une ascension d'escalier provoquaient une anhelation telle qu'il était obligé de s'arrêter pour respirer un peu. Il ne saurait préciser ni l'époque du début de ces phénomènes, ni leur durée.

A la fin d'octobre, cette oppression augmenta au point de rendre la respiration presque impossible et le malade fut obligé de s'aliter. Mais après quinze jours passés chez lui, voyant que son état ne s'améliorait pas, il se décida à entrer à l'hôpital et fut admis à l'Hôtel-Dieu le 17 novembre. C'est un homme grand, pâle, maigre, ne présentant rien sur le corps que quelques varices aux jambes, mais peu développées, les pieds un peu œdématiés. Il était encore fortement gêné pour respirer et sur cet état de gêne habituelle, nous dit-il, venaient se greffer de temps à autre de véritables accès de dyspnée intense. Lorsque ces accès surviennent, ils débutent brusquement, le malade éprouve un besoin de respirer qu'il ne peut satisfaire, il sent à la poitrine une constriction qui l'étouffe, il fait en vain les plus grands efforts pour introduire dans ses poumons l'air qui leur manque, il se retourne en tous sens, se cramponne aux objets qui l'entourent et finit par rester assis sur son lit, les jambes pendantes, le thorax soutenu par des oreillers, épuisé, faisant toujours des efforts inutiles, ne répondant à personne, le visage hagard, anxieux, avec une véritable sensation d'étouffement. Puis l'accès passait laissant au malade un violent mal de tête et une grande tendance à un sommeil profond.

A l'examen du thorax on constata de la sonorité normale, sauf aux deux bases et en arrière, l'auscultation fit percevoir en ce point un affaiblissement du murmure respiratoire et quelques râles muqueux très-fins, qui avaient disparu quelques jours plus tard, ainsi que l'œdème du pied.

L'étendue de la matité précordiale est exagérée ; la pointe du cœur bat fortement dans le sixième espace intercostal. Ses bruits sont bien frappés ; il y a un dédoublement du premier temps, pas de bruit de souffle aux foyers d'auscultation cardiaque.

L'urine est abondante, pâle, le malade est obligé de se lever plusieurs fois la nuit pour uriner. La quantité rendue en 24 heures est de trois litres ; cette urine, traitée par la chaleur et l'acide nitrique donne un abondant précipité albumineux.

Le malade est soumis au régime lacté auquel on ajoute, le 25 novembre, un sirop composé de digitale et d'iodure de potassium.

Au 2 décembre, il y a une grande amélioration dans l'état du malade. Il peut respirer un peu étant couché, ce qui lui était impossible auparavant ; l'appétit est meilleur, les fonctions digestives s'accomplissent bien ; il y a eu es jours précédents, un peu de constipation qui a maintenant cessé.

Le thorax résonne bien dans toute son étendue ; l'auscultation perçoit très-bien le murmure respiratoire ; les vibrations thoraciques sont conservées, la voix est normale.

Le cœur hypertrophié conserve toujours son dédoublement du premier temps.

L'intelligence est intacte, la mémoire conservée, les maux de tête sont beaucoup plus rares et moins intenses ; il n'y a jamais eu de troubles de la vue.

On ne découvre d'œdème en aucun point.

Le malade sort de l'Hôtel-Dieu vers le 20 décembre, dans un état satisfaisant, mais toujours faible.

Observation XLVI (Personnelle).

Néphrite interstitielle. Urémie. Dyspnée.

L... (Anaïs), 36 ans, couturière, entre le 26 décembre 1878 à l'Hôtel-Dieu. Salle Sainte-Jeanne, lit n° 15, dans le service de M. le professeur Sée.

Son père est mort il y a neuf ans d'une maladie qui lui est inconnue; il avait toujours été mal portant et, à l'époque de sa mort il était très-amaigri, avec une teinte jaunâtre; sa mère est morte asthmatique il y a 11 ans. Ses frères ou sœurs sont bien portants, sauf une de ces dernières qui ressent de fortes douleurs dans les reins.

La malade n'est pas mariée, n'a pas eu de grossesse, n'a fait d'excès d'aucun genre; sa nourriture a toujours été bonne.

Elle a eu à 17 ans une forte rougeole, pas d'autre fièvre éruptive, pas de fièvre typhoïde, pas de rhumatismes. Il y a cinq ans, elle eut de violentes coliques et une diarrhée noirâtre très-abondante; cela dura trois semaines.

Au mois de juin, elle s'aperçut que la jambe gauche était très-enflée au niveau de la malléole externe; cette enflure dura jusqu'au mois d'octobre et avec sa disparition coïncida l'apparition de maux de tête violents à peu près généralisés, mais ayant des foyers d'intensité plus marquée au sommet du vertex, à l'occiput et au niveau des apophyses mastoïdes et quelquefois au niveau des arcades orbitaires et en même temps des crampes dans les muscles de la région postérieure de la jambe et du pied, se répétant jusqu'à 10 et 15 fois par nuit. La vue devint moins nette, et bientôt il lui fut impossible de distinguer les objets les plus rapprochés. Ces maux de tête ont disparu une huitaine de jours avant son entrée à l'hôpital, mais la vue ne s'est pas améliorée. Il n'y a pas eu de convulsions, pas de perte de connaissance ; la mémoire et l'intelligence n'ont pas été altérées.

A ce moment survinrent des vomissements qui, durant une huitaine de jours, se produisirent tous les matins, à jeun et furent constitués uniquement par des mucosités ; ils furent accompagnés de diarrhée. Au moment de la disparition des maux de tête il n'y avait encore eu aucun trouble respiratoire ; mais alors il y eut de l'oppression facile au moindre effort, ne fatiguant cependant pas la malade pendant le jour, mais rendant, la nuit, le décubitus impossible et l'obligeant à rester assise dans son lit, position dans laquelle elle pouvait encore assez bien dormir ; l'appétit était nul et elle maigrissait notablement. Les choses en étaient là quand tout à coup, vers la fin de la nuit, elle fut éveillée par une sensation de picotement à la gorge ; puis elle sentit une forte constriction de la poitrine ; elle étouffait ; elle se leva rapidement, ouvrit ses fenêtres, se cramponna, s'exposa à l'air, fit des efforts inouis pour respirer, impossible d'appeler ; l'angoisse persista et la malade se sentait asphyxier.

Une garderobe diarrhéique se déclara immédiatement. L'accès de dyspnée dura ainsi à peu près deux heures et disparut, laissant à la malade une sensation de froid insupportable qui nécessita l'enveloppement dans des couvertures de laine. Ce premier accès se produisit à cinq heures du matin ; il ne fut accompagné ni de toux, ni de crachats, ni de vomissements, mais seulement d'une transpiration abondante ; il fut, le même jour, suivi d'un autre accès à neuf heures du soir, et celui-ci de trois autres qui se produisirent tous dans la seconde moitié de la nuit, entre minuit et deux heures du matin; le dernier eut lieu le 23 décembre. Tous ces accès furent semblables au premier et laissèrent à la malade une sensation de froid et une grande tendance à la somnolence.

Avant l'apparition des accès de dyspnée, la malade n'a pas fait attention à la quantité et à l'aspect de ses urines : mais à ce moment elle remarqua qu'elles étaient troubles, pâles; le besoin d'uriner se faisait sentir fréquemment; elle était obligée de se lever quatre à cinq fois la nuit.

L'œdème, dit-elle, n'a pas pas reparu et elle prétend n'avoir remarqué qu'un peu de bouffissure des paupières, et seulement le matin des lendemains des accès de dyspnée. Jamais de palpitations.

A l'époque du premier accès, elle vint à la consultation à l'Hôtel-Dieu, et M. le Dr Hutinel, qui la vit à ce moment, nous dit que rien au thorax ne pouvait expliquer ces accès de dyspnée : il n'y avait qu'un peu de matité au niveau des deux bases, au niveau desquelles on entendait quelques râles muqueux ; le cœur présentait des dimensions exagérées et sans aucun autre bruit anormal on entendait un redoublement du premier temps. Elle fut soumise au régime lacté.

Au bout de peu de jours, il y eut une amélioration notable du côté de la respiration, mais la vue resta toujours aussi mauvaise, l'appétit nul; il n'y a plus de diarrhée, ni de vomissements. Cependant, la faiblesse allant toujours croissant, elle se présente à l'Hôtel-Dieu, où elle est admise le 26 décembre.

Son état est à peu près celui que nous venons de décrire : ses urines, moins abondantes, contiennent une notable proportion d'albumine. La malade est pâle, maigre, la peau moite ; elle ne peut se lever sans éprouver une grande sensation de froid. Elle n'accuse d'œdème en aucun point du corps. Cependant les jambes, quoique très-amaigries, conservent un certain temps l'impression du doigt; elle a des varices au niveau de la malléole externe de la jambe gauche, de sorte qu'on ne pourrait trop affirmer que l'œdème qui semble avoir signalé le début de la maladie soit le fait de la néphrite dont cette femme, du reste, accuse tous les symptômes.

A l'examen du thorax, on contate une sonorité normale dans toute son étendue, aussi bien en avant qu'en arrière; les vibrations thoraciques sont conservées, la voix est normale; le murmure vésiculaire s'entend dans toute l'étendue du territoire pulmonaire; plus de râle. La matité précordiale est plus étendue que dans l'état normal; la pointe du cœur bat fortement dans le sixième espace intercostal. Les bruits sont fréquents, forts, pas de souffle; on perçoit encore un redoublement du premier temps. Le pouls est fréquent (106), régulier, plein, résistant; l'intelligence est toujours intacte, il n'y a pas de coma, pas de convulsions. Il n'y a plus que trois émissions d'urine en vingt-quatre heures, une seulement la nuit. On continue le régime lacté.

Au 1er janvier, la malade est dans le même état, mais elle se plaint de ne pouvoir dormir, d'être éveillée par des rêves; la respiration n'est pas gênée. Même bruit de redoublement au cœur.

Le 2 janvier, elle se plaint de palpitations; il n'y a aucune modification du côté du cœur; les fonctions intestinales s'accomplissent bien. Trois émissions d'urine par vingt-quatre heures.

Même état au 3 janvier. Nous arrêtons ce jour notre observation.

Observation XLVII.

M. le Dr Lande, professeur agrégé à la Faculté de Médecine de Bordeaux, nous raconta qu'en 1871, étant avec l'ambulance girondine dans les environs du Mans, il fut appelé à voir un enfant de 4 ans, qui, atteint d'une fièvre scarlatine, avait, au vingtième jour, présenté une complication d'albuminurie ; œdème général, ascite, urines albumineuses. Pendant le séjour du Dr Lande en cet endroit, l'enfant fut pris d'une dyspnée des plus intenses qui l'enleva dans les vingt-quatre heures. (Communication orale.)

Dans la 26e observation de Rayer, il s'agit d'un homme de 25 ans qui présenta de l'albuminurie, de l'anasarque, des phénomènes dyspnéiques très-intenses et mourut. A l'autopsie on trouva une absence totale du rein droit, de l'uretère et de la veine rénale du même côté et une atrophie du rein gauche.

DÉFINITION. CONDITIONS ÉTIOLOGIQUES.

On donne le nom de dyspnée urémique à un ensemble de phénomènes de gêne respiratoire survenant au cours de l'intoxication dite urémique, et pouvant atteindre une effrayante intensité, sans que, du côté du poumon ou du cœur, il existe de lésions ou du moins de lésions suffisantes pour donner l'explication de ces symptômes.

Comme son nom l'indique, la cause prochaine de la dyspnée urémique est l'intoxication urémique dont la dyspnée n'est qu'une des trois formes, d'après la division symptomatique établie par M. le professeur Sée. Et, tout d'abord, nous tenons à dire que nous ne prenons parti pour ou contre aucune des théories qui ont chacune, à leur façon, expliqué ou tenté d'expliquer la viciation du sang. Que l'urémie soit due à la rétention de l'urée dans le sang, ou à la rétention de la créatine ou d'autres matières extractives de l'urine ; que l'urine empoisonne en tant qu'urée ou seulement après sa transformation en carbonate d'ammoniaque, ceci n'entre pas dans notre cadre, et nous ne nous sentons pas de force à juger le débat. Pour nous, l'urémie sera celle de M. le Dr Fournier : « une série de symptômes surtout nerveux et digestifs, résultant d'une insuffisance de la fonction urinaire, et paraissant liée à une altération consécutive du sang. »

Toute cause capable de produire cet état pathologique complexe de l'urémie pourra produire la variété dyspnéique. Nous n'avons trouvé nulle part rien qui vînt contredire cette proposition. Au premier rang, parmi ces causes, viennent les néphrites : tous les auteurs sont d'accord sur ce point; mais, où la divergence commence, c'est lorsqu'il s'agit de déterminer quelle espèce de néphrite produit le plus souvent la dyspnée urémique. M. le professeur Jaccoud, dans sa Clinique médicale (1867), en faisait le privilége exclusif, jusqu'à ce jour, de la néphrite parenchymateuse, et dans sa thèse inaugurale, soutenue en 1876, M. Boudin affirmait qu'on ne l'avait encore rencontrée que dans ce même état pathologiqne.

L'opinion contraire a plus d'adhérents (Stewart, Dickincon, Bartels, Lécorché, Phisalix, Loiseau, Corvin, Potain, Cuffer, Rendu). En parcourant nos observations, on concevra sans peine que nous nous rangions à l'opinion de ces derniers. Pour nous, la dyspnée urémique peut se rencontrer dans toutes les néphrites, mais plus fréquemment dans la néphrite interstitielle.

Après la néphrite interstitielle, vient la néphrite parenchymateuse. Ces néphrites produisent l'urémie et, partant, la dyspnée, quelle que soit la cause qui les ait produites elles-mêmes : excès alcooliques, froid, rhumatismes, affections cardiaques, scarlatine, goutte (obs. III), intoxication saturnine (Lancereaux), etc., nous n'avons pas à nous appesantir là-dessus.

Quelquefois la dyspnée urémique revêt une forme spéciale de respiration qu'on appelle le rhythme de Cheyne-Stokes. M. Cuffer, qui l'a surtout bien étudiée dans l'urémie, ne l'a rencontrée que dans la néphrite interstitielle ; de notre côté, nous ne l'avons observée qu'une fois, et encore dans une néphrite interstitielle (obs. XLI).

Toutes les causes capables d'entraver la sécrétion de l'urine ou son excrétion, a dit M. le professeur Jaccoud, peuvent produire l'urémie : toutes ces causes, ajouterons-nous, pourront produire la dyspnée. C'est ainsi que nous la verrons survenir dans les dégénérescences des reins (amyloïde, graisseuse (obs. V), kystique, cancéreuse, etc.). Des causes mécaniques se rencontreront aussi, qui agiront par compression des uretères de la vessie, du canal de l'urèthre, que ces causes soient des corps étrangers (calculs dans le cas de Bartholin) ou bien des tumeurs siégeant soit sur l'organe lui-même, soit sur des organes voisins, tel le cancer de l'utérus, par exemple (obs. XXV et XXVI). Notons aussi les traumatismes, déchirures du canal de l'urèthre, etc. D'après M. Lécorché, on a vu survenir l'urémie à la suite de perturbations morales : frayeur, colère, etc. ; il est évident que ces causes ne pourraient jouer qu'un rôle déterminant, et que les individus chez lesquels l'urémie se déclarait étaient déjà en puissance de la maladie fondamentale (obs. XLIV).

Cette forme de l'urémie se montre seule, ou bien avec les autres formes isolées ou réunies ; il y a souvent coïncidence entre la disparition de l'une d'elles et l'apparition d'une autre : entre la disparition de la diarrhée et des vomissements, par exemple, et l'apparition de la dyspnée.

Il y a généralement, au moment des accès, diminution de la quantité de l'urée excrétée. Les variations de l'œdème et de l'albumine n'ont pas une action constante sur le développement des accidents urémiques.

SYMPTOMES.

La dyspnée est classée par tous les auteurs parmi les formes rares de l'urémie. Depuis que l'attention a été portée sur elle, une observation plus attentive en fait signaler des cas qui eussent autrefois passé inaperçus. En cinq mois, nous en avons observé six dans deux services des hôpitaux de Paris : c'est donc un symptôme assez facile à rencontrer.

L'apparition du premier accès de dyspnée peut être précédée de quelques troubles précurseurs qui pourraient faire soupçonner l'intoxication urémique et, par suite, donner sa véritable valeur au phénomène de la dyspnée. Nous n'avons pas à parler des symptômes de la maladie qui cause l'urémie; nous en supposons le diagnostic fait déjà, ce qui n'est pas toujours la règle, il faut en convenir. Rayer attirait l'attention sur la fréquence des épistaxis au début de l'urémie : nous ne l'avons rencontrée que dans bien peu d'observations (obs. XIV), et nous-même ne l'avons pas observée. Au surplus, ce serait un signe de peu de valeur. Le plus souvent, les malades sont déjà, depuis quelque temps, affaiblis; ils ont peu d'appétit, peu d'aptitude au travail; ils maigrissent, dorment difficilement; ils ont quelquefois du vertige, des maux de tête violents et opiniâtres, des bourdonnements d'oreille, des troubles de la vue (amaurose), quelquefois, mais plus rarement encore, des soubresauts des tendons (obs. V), des convulsions, indices d'une urémie à forme cérébrale; d'autres fois, ce sont des nausées, des vomissements alimentaires ou bilieux, tantôt constitués seulement par des mucosités. Puis survient brusquement une oppression facile, qui augmente sous l'influence du moindre effort et principalement d'une marche ascensionnelle, et tout à coup un accès de dyspnée intense se déclare, qui met le malade dans l'anxiété la plus complète, et lui donne, ainsi qu'à ceux qui l'entourent, les plus funestes pressentiments sur l'issue de l'accès.

Le plus souvent tous ces signes précurseurs manquent ou font défaut en partie, sauf l'affaiblissement qui est à peu près constant, mais ne saurait être un élément de diagnostic et l'urémie dyspnéique est complétée avant qu'on ait pu y penser. Quelquefois la dyspnée est le premier phénomène qui vienne mettre sur la voie d'une néphrite demeurée jusque là inaperçue (Cornil, Huchard, Loiseau, Lancereaux, Hervieu (Obs. XIX, XXVIII, XXIX).

Le plus souvent donc la dyspnée est soudaine, instantanée et quelquefois même aussi brusque dans son début que rapide et foudroyante dans ses effets (Sée, Jaccoud, Corvin, Loiseau, Béhier, Hervieu, Lancereaux, Cuffer, etc.)

L'accès se déclare brutalement, soit dans le jour, soit au milieu de la nuit, comme un accès d'asthme (Obs. VIX bis, XXIY, XLI, XLII, XLVI). Le malade qui était endormi s'éveille tout à coup sous l'influence d'une sensation d'oppression, il sent une constriction de la poitrine qui l'empêche de respirer, il étouffe, il se démène en tous sens, multiplie les efforts, varie les attitudes, s'arcboute aux objets qui sont à sa portée, se cramponne à tout, se jette aux fenêtres ; il asphyxie, il lui faut de l'air ; mais il se fatigue bientôt de ces efforts aussi considérables qu'inutiles, et, comme le dit M. le professeur Sée, il finit par rester dans la position assise, ayant la tête, les épaules et la poitrine fixées, les omoplates soulevées, les coudes fortement appuyés sur les meubles, ou les mains apposées sur les genoux. Sa voix est faible, entrecoupée ; mais dans la plus grande majorité des cas on ne peut obtenir de lui une réponse, tout au plus quelques signes de tête imperceptibles et sans valeur ; le malade réserve ses forces pour respirer et ne veut pas en perdre une partie à répondre ; il a les yeux largement ouverts, humides, brillants, il regarde autour de lui l'air inquiet, avec une expression d'anxiété poignante ; à chaque respiration sa tête se penche en arrière, la bouche est ouverte, la mâchoire inférieure pendante ; de la salive s'écoule de chaque côté des commissures (Obs. XLII), car il ne fait aucun mouvement de déglutition ce qui nécessiterait encore un effort de sa part; aussi la salive, les mucosités s'accumulent dans la trachée, dans les grosses bronches sans provoquer la toux et produisent de gros râles qu'on entend à distance. Si l'accès se prolonge, les extrémités peuvent se refroidir, prendre une légère teinte cyanotique, mais ce phénomène donné comme constant par plusieurs auteurs nous a paru, d'après nos observations, constituer au contraire une exception ; quelquefois à la fin surviennent des crachats muqueux abondants. Puis l'accès se passe laissant le malade épuisé mourant de sommeil (Obs. IV, XLV, XLVI). L'invasion brusque se rencontre dans nos observations d'urémie scarlatineuse (Obs. IV, XXI, XXII, XLVII).

L'apparition de l'accès, sans avoir été cependant précédé de cette oppression dont M. Corvin fait un prodrome de la dyspnée urémique, peut n'avoir pas débuté aussi brusquement et s'être établi d'une façon croissante, débutant par une simple gêne respiratoire et allant rapidement jusqu'à l'anxiété. La durée de l'accès varie de trente à quarante minutes à plusieurs heures et même plusieurs journées.

Pendant l'accès, la respiration peut être accélérée en même temps qu'elle est superficielle. M. Parrot, chez des nouveau-nés, l'a vue atteindre 96 à 104 respirations par minute, ce qui, tout en tenant compte de la plus grande fréquence de la respiration dans l'enfance est un chiffre considérable. Chez les adultes elle peut atteindre 35 à 40 respirations à la minute, (Obs. XVI, XXII, XXIII, XXV, XXVIII) ; d'autres fois la respiration est ralentie et Pibeberet l'a vue descendre à 14 et même à 7. D'autres fois elle revêt un type tout particulier auquel on a donné le nom de rhythme respiratoire de Cheyne-Stokes. Comme nous l'avons dit, ce phénomène, en tant qu'urémique, appartient en propre à la néphrite interstitielle (Observations de Cuffer, et Obs. I, XLI). Ce dernier l'a rencontrée 7 fois sur 19 cas de néphrite interstitielle observés par lui. Ce rhythme particulier a revêtu un caractère typique dont le sujet de notre 41e observation ; nous y avons donné la description d'un de ces accès, nous ne nous répéterons pas ici. Nous ajouterons seulement que Ziemsen a remarqué qu'au moment de l'apnée les pupilles se contractaient et se dilataient au moment de la reprise respiratoire. D'après Cuffer la respiration de Cheyne-Stokes peut se présenter sous deux formes, l'une agitée, anxieuse, l'autre calme, suspirieuse ; le premier type se trouve expérimentalement dans les phénomènes qui suivent une injection de carbonate d'ammoniaque dans les veines, le second dans ceux qui suivent une injection de créatine (Cuffer).

Dans quelques cas la respiration est purement costale supérieure et paraît liée à l'immobilité du diaphragme qui est soit contracté, soit relâché, et qui dans un cas comme dans l'autre diminue la capacité respiratoire de la poitrine (Piberet, Pihan, Dufeillay, Obs. IV), en entraînant l'inertie des deux bases des poumons et quelquefois les malades accusent une sensation de constriction pénible à l'épigastre, tel le malade de M. Féréol (Obs. XIV et XLIV). Dans quelques cas cette dyspnée coïncide avec une inspiration sifflante et de la raucité de la voix ; on croit une lésion du larynx et Christensen nous apprend que deux fois la trachéotomie a été pratiquée dans ces circonstances. Cette variété de dyspnée est moins fréquente que la variété calme, asthmatique, si je puis m'exprimer ainsi, mais elle acquiert une fréquence relative assez grande pour qu'elle ait été signalée par presque tous les auteurs (Picard, Wilks, Sée, Béhier, Loiseau, Lécorché, Jaccoud, Cuffer, Rendu).

Nous n'avons parlé jusqu'ici que du phénomène de la dyspnée et nous nous sommes attaché plus particulièrement à décrire les différents modes que revêt la respiration suivant les cas. Quels sont les symptômes concomitants ? Qu'un médecin soit appelé auprès d'un malade atteint subitement d'un accès de dyspnée urémique, il croira immédiatement à une affection pulmonaire, pleurale, cardiaque ou laryngée. Quel ne sera pas son étonnement lorsque les organes de la respiration et de la circulation explorés aussitôt lui paraîtront absolument sains ou atteints de lésions insuffisantes et le plus souvent consécutives à la dyspnée, telles qu'un peu d'œdème des deux bases, peut-être un peu de liquide hydrothoracique ; tout au plus, au début de l'accès percevra-t-il un affaiblissement dû à l'insuffisance de l'ampliation de la poitrine par immobilité du diaphragme, pas de râles, pas de souffle ! A quelle funeste erreur de pronostic n'est-il pas exposé s'il n'a pas déjà suivi le malade, s'il ne connaît pas l'état de ses urines ?

Comme le dit M. le professeur Jaccoud il ne voit dans cette dyspnée qu'un phénomène nerveux et tandis qu'il tranquillise les parents et la famille, le malade peut mourir asphyxié.

Le caractère dominant de la dyspnée urémique est donc l'intégrité de l'appareil pulmonaire et du cœur. Cette intégrité peut n'être pas absolue, et ne sera, en général, rencontrée, qu'au début de la dyspnée ; plus tard il survient de l'œdème du poumon limité aux deux bases, de la congestion hypostatique, quelques épanchements dans les plèvres, des bronchites, etc. Mais jamais les signes perçus à l'auscultation ne sont en rapport avec l'intensité des symptômes observés.

Les malades atteints d'urémie, quelle que soit la forme que revête l'intoxication, ont généralement la peau décolorée, sèche, on ne trouve de la moiteur que bien rarement (obs. XLVI), l'inappétence et l'amaigrissement sont la règle. Le pouls est petit, régulier, fréquent quelquefois, dur, plein, résistant, rarement ralenti; le cœur, lorsque l'urémie est causée par une néphrite interstitielle est souvent hypertrophié ; les battements en sont forts, précipités ; il y a souvent un dédoublement du premier temps; quelquefois les malades se plaignent de palpitations. On peut rencontrer en certaines parties du corps et particulièrement aux membres inférieurs et à la face, de l'œdème qui sera plus ou moins considérable suivant que la maladie fondamentale sera une néphrite parenchymateuse ou une néphrite interstitielle et, dans ce dernier cas, il peut manquer complètement ou ne survenir qu'à la fin de la maladie (obs. III). En parlant de l'étiologie, nous avons déjà dit que l'on ne pouvait trouver rien de constant entre les variations de l'œdème et l'apparition ou disparition des accès.

Les urines sont plus ou moins abondantes et contiennent

plus ou moins d'albumine; l'urée y est en proportion variable, mais toujours en quantité moindre qu'à l'état normal. C'est là un point très-important, car d'après quelques auteurs et nos observations, l'apparition des accès ou leur aggravation a coïncidé souvent avec une diminution de l'urée dans l'urine. On comprendra que cette diminution n'a d'effet qu'autant qu'il n'y aura pas une voie complémentaire qui permette la sortie de cette matière toxique, tels seraient les vomissements, la diarrhée ou une sueur abondante. En effet, on a remarqué que, lorsque dans l'urémie, il y avait des vomissements fréquents, de la diarrhée, les autres phénomènes cérébraux ou respiratoires étaient peu tranchés (obs. X et XI), par contre la suppression des vomissements ou de la diarrhée a souvent amené l'apparition des accès de dyspnée. Ordinairement l'intelligence est conservée pendant toute la durée de la maladie ; elle n'est que très-exceptionnellement altérée. Dans les derniers temps, il survient habituellement du coma qui précède la terminaison fatale.

M. Bourneville a établi que, dans l'urémie cérébrale, la température centrale s'abaisse considérablement. « Dans la forme dyspnéique de l'urémie, dit Corvin, la température centrale s'abaisse aussi graduellement ; ici un élément nouveau contribue à la diminution de la chaleur, c'est l'insuffisance de l'hématose qui a pour conséquence l'affaiblissement des combustions intimes. Cet abaissement de la température est la règle dans les cas d'urémie consécutive à la maladie de Bright (obs. XX). Nos recherches n'ont pas été portées vers ce point et nous n'avons pas dans nos observations assez d'éléments pour soutenir ou combattre cette affirmation. L'expiration ammoniacale, signalée par quelques auteurs comme caractéristique de l'urémie respiratoire, a reçu depuis une interprétation différente (décomposition des parcelles alimentaires restées dans la bouche), ce qui, joint à son inconstance, l'a fait négliger à peu près de tout le monde.

Le propre de l'urémie, dit M. Lecorché, est de procéder par attaques composées d'accès. La forme dyspnéique ne fait pas exception à la règle, et il est ordinaire de voir une suite d'accès de dyspnée se succédant à intervalles plus ou moins éloignés, ayant la même durée ou une durée différente avec plus ou moins d'intensité, en un mot, sans régularité aucune.

Dans l'intervalle des accès, quelquefois tout rentre dans le calme et le malade reste seulement avec sa fatigue antérieure et souvent une grande tendance au sommeil (obs. XLV et XLVI) ; d'autres fois il reste toujours une appression persistante, plus ou moins intense et exagérée le soir, ne se manifestant quelquefois que dans le décubitus ou à l'occasion d'une fatigue souvent légère, ou bien d'une émotion morale, émotion à laquelle sont assez enclins ces malades toujours tristes, abattus, mélancoliques. Puis de nouveaux accès viennent, nous venons de le dire, compliquer la situation.

Quelquefois le premier accès emporte le malade en quelques heures et nos quatre observations de néphrite scarlatineuse en sont des exemples. On en pourrait conclure que dans la néphrite scarlatineuse le début de l'accès a lieu brusquement et que la terminaison en est aussi rapide que le début. Ceci n'est pas à discuter, car le fait a été parfaitement établi par MM. Rilliet et Sée qui n'ont jamais vu, à la suite d'une fièvre scarlatine, la dyspnée urémique durer plus de un à trois jours. On conçoit que la durée ne puisse être évaluée d'une façon absolue. Un premier accès peut tuer le malade en quelques heures, d'autres vivent plusieurs mois avec des accès de dyspnée : tout dépend d'une foule de conditions que nous ne pouvons passer en revue, du degré de l'altération rénale, de la proportion d'urée retenue dans le sang, du plus ou moins de résistance du sujet, de la coïncidence ou non d'autres formes de l'intoxication urémique, cérébrale ou intestinale, laquelle, ainsi que nous le faisons remarquer plus haut, peut, en rejetant au dehors une partie des matières extractives toxiques, en atténuer les effets en intensité et en durée.

M. Corvin a été trop exclusif en prétendant que rarement on peut observer deux jours de suite les malades atteints d'urémie dyspnéique. M. Rendu dit que le rhythme de Cheyne-Stokes peut être observé chez certains brightiques, non pas seulement quelques heures, mais des semaines et des mois entiers. Une seule observation de Cuffer le fait durer plusieurs années (obs. XXXIX).

D'après M. Lecorché l'urémie respiratoire semble exister toujours isolément, et d'après Monod, cité par le même auteur, elle n'accompagne jamais l'urémie cérébrale. M. Loiseau dit tout le contraire.

Évidemment, en tant qu'accès, la forme respiratoire est seule observée ; l'intensité des symptômes que l'on a sous les yeux ne permettant pas de remarquer les symptômes des autres formes qui ont un appareil bien moins effrayant. Cependant, comme preuve de la possibilité de l'existence simultanée des trois formes de l'urémie, nous n'avons qu'à renvoyer à notre 47e observation : la femme qui en fait le sujet avait déjà des troubles de la vue qui existaient avant le premier accès de dyspnée, et ont persisté ensuite ; l'accès se déclara et presque en même temps, une selle diarrhéique; cette forme intestinale existait aussi déjà depuis quelques jours.

Pour nous le même sujet peut présenter plusieurs formes de l'urémie. Les trois formes se sont rencontrées chez le même sujet dans nos observations IX, X, XII, XIII, XIV, XV, XVII, XXVI, XXVII, XXVIII, XL, XLI, XLIV, XLV, XLVI; la forme dyspnéique s'est rencontrée avec la forme cérébrale (obs. III, XXII, XXIX, XXXII, XXXVII); avec la forme gastro-intestinale (obs. I, II, V, VIII, XI, XXIII, XXV, XXXI). Dans la plupart des cas où plusieurs formes d'urémie se rencontrent chez le même sujet, il y a une forme dominante dont les symptômes sont plus tranchés et plus persistants.

ANATOMIE PATHOLOGIQUE

Nous n'avons pas à nous occuper des lésions de la maladie qui a donné naissance à l'urémie. Nous ne donnerons donc ici que les rares altérations qu'on rencontre dans les appareils cérébro-spinal, pulmonaire, circulatoire ou digestif. Nous croyons utile de rappeler en peu de mots quelles sont les modifications qu'on trouve dans la composition de l'urine et du sang des urémiques. La quantité de l'urine excrétée peut être variable suivant la lésion rénale; la proportion d'albumine varie de la même façon; une seule chose est constante, c'est la diminution de l'urée. Cette substance est ordinairement éliminée de l'organisme dans la proportion de 30 grammes qu'on retrouve dans les urines de vingt-quatre heures; dans l'urémie, cette proportion peut être réduite à des quantités minimes, 4 à 5 grammes (Obs. XXVIII, XXIX); la proportion varie du reste, d'un jour à l'autre, et est ordinairement plus élévée, 10 à 15 gr. (Obs. XLI, XLII, XLIII).

Le sang, de son côté, qui, à l'état normal ne contient d'urée que 0,016 p. 100. peut en contenir de 0,07 à 0,84 p. 100, dans la néphrite diffuse (Picard). D'une manière générale, dans les maladies qui s'accompagnent d'une diminution d'urée, on observe une diminution du nombre des globules sanguins ; ces globules deviennent très-résistants, ne se déforment pas sous l'influence des réactifs, ils sont pour ainsi dire paralysés ; leur capacité d'absorption pour l'oxygène est extrêmement diminuée (Cuffer). D'après le même auteur cette diminution de la capacité d'absorption pour l'oxygène se rencontre cliniquement et expérimentalement. Il l'a vue descendre à la moitié de ce qu'elle est ordinairement. D'après ses expériences ce serait le carbonate d'ammoniaque qui exercerait le pouvoir destructif le plus rapide et le plus intense, puis viendrait la créatine. Les globules blancs augmentent de nombre (Cuffer). Les principes excrémentitiels avaient été trouvés dans le sang des albuminuriques par Schottin, Scherer, Hoppe, Chalvet.

Quant aux lésions des organes respiratoires, circulatoires ou digestifs, le plus souvent on n'en rencontre pas. Dans l'urémie respiratoire, les poumons sont plus ou moins gorgés de sang, œdémateux (Lecorché) ; mais à part l'œdème pulmonaire des néphrites parenchymateuses dont nous n'avons pas à nous occuper ici parce qu'il est une explication suffisante de la dyspnée, l'œdème et la congestion qu'on rencontre limités aux bases des deux poumons, dans la plupart des cas d'urémie respiratoire, sont la conséquence et non la cause de la gêne respiratoire et leur apparition ou leur accroissement ont toujours suivi et non précédé les accès de dyspnée. Du côté de l'appareil digestif, le plus souvent, on ne rencontre rien ; quelquefois cependant on trouve de l'injection de la muqueuse gastro-intestinale (Obs. XXVII), de petites suffusions sanguines, quelquefois des ulcérations (Obs. XIV) ; mais où donc est là l'explication de ces vomissements incoercibles ?

Le cœur est quelquefois hypertrophié et ne présente

ordinairement aucune autre lésion. Quelle est donc la cause des palpitations dont se plaignent souvent nos malades?

Du côté des centres nerveux on ne trouve pas beaucoup plus souvent de lésions (Frerichs, Sée) et celles que l'on rencontre sont le plus fréquemment l'hyperémie ou l'anémie (Sée, Frerichs, Lecorché) et quelquefois de l'œdème (Obs. II, X, XLI) ou bien de l'épaississement des méninges (Obs. XXVIII) de l'injection (Obs. X). Dans une observation de M. Féréol (Obs. XIV), il y avait un peu de congestion des méninges crâniennes surtout au niveau de la face antérieure du bulbe et de la protubérance, avec ramollissement de la substance cérébrale à ce niveau. Dans une de nos observations personnelles (Obs. XLII), nous avons trouvé un point hémorrhagique dans le bulbe au bord externe de l'aile grise, près de la naissance du pneumo-gastrique. Mais le plus souvent, nous le répétons, on ne trouve rien.

NATURE ET PATHOGÉNIE.

De même que nous l'avons fait pour l'anatomie pathologique, nous laissons de côté les cas de dyspnée qui survenant au cours d'une néphrite parenchymateuse peut trouver son explication dans un œdème pulmonaire, cause et non effet de la dyspnée. Pour Lecorché et Loiseau, l'urémie respiratoire n'est qu'une forme de l'urémie cérébrale ; on est bien obligé, dans la plupart des cas, d'invoquer une cause d'origine centrale, les lésions faisant absolument défaut dans les organes que les symptômes accusent, que les symptômes soient des vomissements ou des palpitations nerveuses, ou bien qu'ils consistent en phénomènes d'oppression voisine de l'asphyxie ; c'est ce qui fait admettre à M. le professeur Sée et à Traube des troubles vaso-moteurs déterminant l'anémie de l'encéphale et produisant, suivant le siége de cette anémie, des troubles de l'intelligence, si l'anémie affecte les couches corticales des hémisphères, des convulsions, si c'est la base du cerveau et enfin des phénomènes respiratoires, si la lésion porte sur le nœud vital de Flourens. La respiration de Cheyne-Stokes doit dépendre d'un trouble de l'innervation centrale et vraisemblablement du bulbe, car elle se produit dans les maladies nerveuses dans lesquelles les conditions de la circulation bulbaire ne sont pas normales (méningite tuberculeuse, athérome des artères basilaires, etc.) (Rendu). Ce qui nous porte à croire qu'il s'agit souvent d'anémie cérébrale, c'est une remarque que nous avons faite en lisant une observation de M. Loiseau (obs. XXIV), dans laquelle il raconte que, pour soulager le malade de sa dyspnée, on lui fit trois saignées; chaque fois des maux de tête violents suivirent ce traitement. Les causes d'anémie cérébrale sont faciles à trouver; nous avons vu que M. Cuffer a constaté une diminution considérable du nombre des globules rouges, dans l'urémie et que, de plus, ces globules sont altérés, inertes, inaptes à se charger de la quantité d'oxygène nécessaire ; qu'ils arrivent au contact des centres nerveux qu'ils sont chargés de nourrir et d'impressionner, faute des éléments nécessaires, le but ne pourra pas être atteint et nous assisterons au développement des phénomènes que nous avons étudiés.

D'après M. le professeur Potain, quand une partie de l'urée retenue dans le sang s'est transformée en carbonate d'ammoniaque, le passage du liquide à travers les capillaires se fait bien plus lentement; n'est-ce pas là la raison de l'augmentation de la tension artérielle et de l'hypertrophie cardiaque? (Communication orale, thèse de M. Rendu.) La circulation étant ralentie, le sang d'une composition déjà insuffisante fera traverser les organes par des matériaux avariés et encore dans le même temps ne fera-t-il passer qu'une quantité moindre de véhicule. Ce ralentissement de la circulation ne peut-il être une cause d'anémie ; n'y a-t-il pas un double besoin pour le poumon de fonctionner avec plus d'activité ? Il faut à l'économie une certaine quantité d'oxygène, ce sont les globules sanguins qui, dans le poumon, doivent se charger de cet oxygène, si ces globules sont moins nombreux, si ceux qui n'ont pas été détruits sont moins aptes qu'autrefois à se charger d'oxygène ; si, d'un autre côté, le sang ainsi altéré est ralenti dans son passage à travers les capillaires, quelle ne doit pas être la souffrance de l'économie ne recevant ainsi qu'une minime partie de l'oxygène dont elle a besoin, quel ne doit pas être l'appel lancé à tous les forces respiratoires ; aussi quels mouvements précipités du thorax, quelle anhélation, quelle durée dans l'accès de dyspnée et quel temps ne faut-il pas pour que ce sang vicié et paresseux puisse apporter à l'organisme une quantité suffisante d'oxygène pour faire cesser cette angoisse. D'après M. le professeur Potain et Cuffer, ce nouvel élément de gêne serait le spasme vasculaire déterminé par la viciation préalable du sang par les matières extractives de l'urine. C'est par le spasme vasculaire des vaisseaux du poumon que Cuffer explique ces accès soudains de dyspnée urémique au début de l'affection rénale suite d'un refroidissement. Rien n'empêche d'invoquer ce spasme pour expliquer l'anémie cérébrale.

Comme on le voit, l'explication de la dyspnée urémique est complexe.

Il faut toujours admettre un désordre de l'innervation (Lancereaux). Comme le fait fort bien remarquer M. Cuffer, le poumon est le propre régulateur de la quantité d'oxygène qui doit, pendant l'acte de la respiration, pénétrer dans la poitrine, et c'est sous l'influence d'une action réflexe que ce fait se produit; influence réflexe dont le point de départ essentiel est l'état du sang contenu dans le poumon. Déjà, M. Corvin avait dit en substance; la dyspnée urémique ne peut être que nerveuse ou humorale :

1° Humorale; viciation du sang, dont le type est l'empoisonnement par l'acide carbonique; il y a insuffisance de l'hématose, excitation du bulbe et accélération des mouvements respiratoires ;

2° Nerveuse; réflexe; le point de départ est dans les filets sensitifs du pneumogastrique: centrale; alors le point de départ est dans le bulbe; enfin, elle est d'origine nerveuse, motrice, et le point de départ est dans le nerf phrénique ; les phénomènes laryngés seraient dus à l'excitation des nerfs spinaux. La pâleur des téguments et la sensation de froid éprouvée par quelques malades (Obs. XLVI) sont dues à la moindre quantité des globules rouges et à la diminution des combustions intimes.

En résumé, ce sont les troubles nerveux qui donnent l'explication la plus plausible de la dyspnée urémique, aussi dirions-nous volontiers avec Lecorché que l'urémie dyspnéique n'est qu'une forme de l'urémie cérébrale, et, dans cette opinion, nous nous rencontrerons avec M. le professeur Sée, Corvin, Loiseau, Rendu, etc. Néanmoins, il ne viendra à personne l'idée de changer en une autre la dénomination d'urémie dyspnéique; le dernier mot est loin d'être dit sur l'urémie, et la division par symptômes a l'immense avantage de ne rien préjuger de la nature intime du phénomène intéressant qui nous occupe.

DIAGNOSTIC.

Une dyspnée intense venant tout à coup compliquer une néphrite interstitielle, sans qu'on découvre de lésions des organes respiratoires ou cardiaques, le diagnostic, le plus souvent, ne rencontrera pas de grandes difficultés ; en effet, cette absence de lésions pulmonaires, l'invasion brusque, inopinée, la marche exacerbante, l'action rapidement asphyxiante, et, dans certains cas, la gêne des contractions diaphragmatiques pourront, avec les symptômes concomitants (hydropisie, albuminurie, accidents cérébraux), mettre sur la voie du diagnostic de la dyspnée urémique, mais souvent l'accès ne revêt pas une forme type, la maladie première n'est pas connue et la dyspnée se montre comme symptôme primitif; tous les caractères que nous venons de lui assigner suffiront-ils à éclairer le diagnostic ? Non, car ils n'ont en somme rien de pathognomonique.

En l'absence de tout signe physique, dirons-nous, en retournant la proposition de M. le professeur Sée, à l'ouvrage duquel nous avons eu fréquemment recours, la forme dyspnéique de l'urémie peut être facilement confondue avec les affections cardiaques qui ne se traduisent symptomatiquement que par la dyspnée et, jusqu'ici, il n'existe pas de signe pathognomonique qui permette d'éviter l'erreur.

D'après M. Lancereaux, cité et confirmé par M. Hervier, ce qui caractériserait les accès de dyspnée urémique, contrairement à ce qui a lieu dans l'asthme, c'est que ces accès seraient précédés de vomissements alimentaires ou bilieux. A notre point de vue, ces phénomènes d'urémie gastro-intestinale, tout en aidant le diagnostic, ne peuvent être donnés comme caractéristiques, car ils sont loin d'être constants. Les malades qui font le sujet de nos obs. III, IV, VI, VII, XVI, XVII, XVIII, XIX, XX, etc., n'ont présenté que la forme dyspnéique ou alliée seulement à des symptômes cérébraux.

L'accès simule souvent l'accès d'asthme; ici, encore, l'état des urines et les signes concomitants pourront seuls éclairer le médecin.

Lorsque la respiration est sifflante, on peut croire à un œdème de la glotte ; mais dans ce dernier cas, dit M. Corvin, il y a une sensation de corps étranger dans la gorge et quelquefois gêne des mouvements de déglutition.

La raucité de la voix, lorsqu'elle existe, peut faire croire à l'existence du croup ; mais l'absence d'angine diphthéritique, de développement des ganglions sous-maxillaires, la voix faible quelquefois, mais jamais aussi étouffée que dans le croup, remettront sur la voie.

L'œdème aigu des poumons s'installe dans n'importe quelle partie de l'organe et les râles qui en révèlent l'existence, s'entendent disséminés dans toute l'étendue ; l'œdème qui survient dans la dyspnée urémique est ordinairement limité à la base.

L'abattement des malades, le coma, la dyspnée, ont pu faire supposer une fièvre à forme thoracique ; mais dans la fièvre typhoïde, il y a élévation constante de la température qui est plutôt abaissée dans l'urémie.

Le diagnostic, on le voit, est bien loin d'être facile ; aussi devant l'apparition soudaine d'une dyspnée aussi intense, devant l'intégrité des appareils dont la lésion pourrait seule en donner l'explication, on doit craindre une manifestation dyspnéique de l'urémie ; l'examen des urines, un interrogatoire du malade, une investigation minutieuse feront découvrir une diminution considérable des urines avec présence d'une quantité considérable d'albumine, ou bien une exagération de la quantité des urines, la diminution de la proportion de l'urée, de l'œdème plus ou moins considérable, des phénomènes cérébraux antérieurs et, tous ces symptômes qui, pris isolément, n'ont aucune valeur diagnostique, pourront, par leur réunion, éclairer la conscience du médecin.

PRONOSTIC.

Il est toujours fatal à plus ou moins brève échéance. L'état des malades peut bien s'amender un peu sous l'influence du traitement et du régime, il peut même y avoir une apparence du retour à la santé; mais cette amélioration n'est que de courte durée et bientôt de nouveaux accidents dyspnéiques arrivent qui emportent le malade. (Obs. III, XXIV). La forme respiratoire de l'urémie est la plus grave de toutes et tous ceux qui l'ont étudiée sont généralement d'accord sur le pronostic. La forme striduleuse paraît plus grave que l'autre. La lésion qui a causée l'urémie doit être prise en considération ; il en est qui donnent à l'urémie respiratoire d'origine scarlatineuse moins de gravité qu'à celles produites par d'autres causes (Lecorché) ; les sujets des quatre observations que nous en donnons ici ont été enlevés en quelques heures. (Obs. IV, XXI, XXII, XLVII).

La respiration de Cheyne-Stokes est surtout de mauvais augure et tout particulièrement grave ; ce phénomène a toujours précédé de fort peu la période terminale et a été souvent presque le précurseur des accidents comateux. (Rendu).

La coïncidence d'une urémie gastro-intestinale serait favorable relativement à la durée de la maladie, la vie du malade serait prolongée de quelques semaines. Nous n'osons dire quelques mois ; mais il ne faut pas compter sur une amélioration durable ; le terme fatal est au bout de tout cela ; l'urémie dyspnéique aura duré quelques heures, quelques jours, quelques semaines, quelques mois, elle n'a qu'une terminaison possible, la mort.

TRAITEMENT.

La gravité du pronostic laisse à penser combien la thérapeutique est impuissante à guérir l'urémie dyspnéique. Si elle ne peut obtenir ce résultat, elle peut du moins soulager les malades et leur procurer un peu de repos ; mais il faut agir avec discernement : *Primum non nocere.*

Les malades devront être soumis au régime lacté ; ils y trouvent un aliment complet, ne fatiguant pas l'appareil digestif déjà si souvent éprouvé dans cette maladie, le lait favorise de plus la sécrétion urinaire sans exercer sur les reins d'action irritante. Son seul inconvénient est de constiper, et ceci est grave dans le cas qui nous occupe, car, ainsi que nous l'avons déjà dit, la suppression d'un flux intestinal ou de vomissements a suffi dans quelques cas pour provoquer l'apparition d'accès terribles de dyspnée ; il faudra donc surveiller l'état des fonctions intestinales.

Quand il existe de la diarrhée on doit donc bien se garder de l'arrêter (Obs. de M. Parrot) ; quand il existe de la constipation il est logique d'admettre qu'il serait utile de donner quelques purgatifs légers qui entretiendraient ainsi une voie ouverte à la sortie de l'urée.

Quelques auteurs affirmant que c'est dans l'intestin que se fait la transformation de l'urée en carbonate d'ammoniaque ont conseillé des acides.

L'affection ayant pour cause une viciation du sang, une

rétention de l'urée dans l'organisme, l'indication est de favoriser la sortie de ce principe, dans ce but, M. Loiseau conseille la saignée; mais déjà le sujet est aglobulique et notre obs. XXIV, tirée de la thèse du même auteur, ne montre-t-elle pas que chaque saignée a été suivie de graves accidents cérébraux. Nous proscrivons absolument l'emploi de ce moyen.

Il faut tâcher de réveiller les fonctions de la peau par des bains de vapeur, des frictions; dans quelques cas des ventouses sèches sur le thorax ont amené quelque soulagement dans l'état du malade.

L'état des reins interdit l'emploi des diurétiques.

L'iodure d'éthyle, en inhalations, a soulagé les accès (Obs. XLI, XLII.) mais il n'est pas toujours facile de se procurer cet agent à l'état de pureté irréprochable. C'est M. le professeur Sée qui a remis ce médicament en honneur.

L'iodure de potassium employé avec tant de succès par le savant professeur dans le traitement de l'asthme peut être employé dans la dyspnée urémique; les accidents d'iodisme disparaissent par la suspension de l'emploi de l'iodure; le chloral peut aussi être donné; mais ainsi que le fait remarquer M. le professeur Sée, ces médicaments actifs produiront des effets d'autant moins favorables que l'estomac, sous l'influence du passage de l'urée par la muqueuse gastrique, tend sans cesse au vomissement et à l'intolérance. Il faut surtout, dit-il, ne pas oublier que la lésion des reins constitue un obstacle à l'élimination des substances toxiques, que celles-ci ont par cela même, en s'accumulant dans le sang, une action bien plus énergique, qui devra être rigoureusement surveillée.

Un moyen que nous avons vu employer de tout temps dans le service de M. le professeur Séé, pour soulager les accès de dyspnée, est l'injection de chlorhydrate de morphine qui amène un soulagement rapide (obs. XLI, XLII, XLIII) ; ces observations étaient commencées depuis le mois de juin, lorsque M. Huchard publia dans l'Union médicale, au mois d'octobre, plusieurs observations dans lesquelles, l'injection de chlorhydrate de morphine avait toujours amené un prompt soulagement, quelquefois enrayé et même prévu les accès.

Nous reprocherons à la morphine de constiper (obs. IV) et bien qu'il ne soit pas question de cette complication, dans les observations M. Huchard, nous estimons qu'il faut surveiller les fonctions de l'intestin. Quelquefois les malades sont d'une susceptibilité inouie et complètement intolérants ; on ne pouvait faire une injection de morphine a la malade qui fait le sujet de notre obs. XLIII, sans provoquer des vomissements qui nécessitèrent la cessation de ce moyen de traitement.

Dans la dyspnée urémique, l'action de la morphine peut s'effectuer, croyons-nous, en congestionnant les centres nerveux dont l'anémie provoque les désordres respiratoires et aussi en faisant cesser le spasme vasculaire.

Quel que soit son mode d'action, et en prenant des précautions pour sauvegarder les fonctions intestinales, nous n'hésiterions pas, le cas échéant, à nous servir de ce moyen de traitement.

CONCLUSIONS

La dypnée urémique est un phénomène qu'on rencontre assez souvent et, dans la néphrite interstitielle, plus que dans toute autre maladie.

Le type respiratoire de Cheyne-Stokes, n'a, dans l'urémie, été observé que dans la néphrite interstitielle.

L'urémie dyspnéique peut exister simultanément avec les formes cérébrales ou gastro-intestinales ou bien avec une seule de ces formes : quelquefois elle se montre isolément.

La dyspnée urémique s'installe le plus ordinairement brusquement : elle se compose d'une suite d'accès plus ou mains intenses et dont le retour et la durée n'offrent rien de régulier.

Le caractère de cette dyspnée est l'absence de lésions suffisantes pour l'expliquer, du côté des organes respiratoires ou circulatoires.

Elle est due à une altération du sang qui consiste en diminution et altération des globules ; elle s'explique par ce fait de la diminution des globules, ou par le spasme vasculaire ; il faut toujours invoquer une action nerveuse, et à ce titre elle est d'origine cérébrale.

On ne rencontre que peu ou point de lésions à l'autopsie. Les liquides seuls, le plus souvent, sont altérés dans leur composition (sang et urine).

Le diagnostic en est très-difficile, dans les cas surtout où elle se montre comme symptôme primitif d'une néphrite latente.

Le pronostic est fatal ; le rhythme de Cheyne-Stokes annonce une terminaison mortelle prochaine.

Le coma se montre ordinairement vers les derniers temps de la maladie.

Les injections de chlorhydrate de morphine amènent un soulagement rapide ; il est bon de leur adjoindre quelques purgatifs si l'état des fonctions intestinales l'indique.

INDEX BIBLIOGRAPHIQUE

MORGAGNI. — De sedibus et causis morborum (*Sermo XLI. De suppressione urinæ*).

BLAES. — Cité par BONNET. *Sepulchretum*. T. I.

BARTHOLIN. — Id.

BRIGHT. — London, 1827.

MARTIN-SOLON. — De l'albuminurie. Paris, 1838.

BRIGHT. — *Guy's hosp. report.*, 1840.

RAYER. — Traité des maladies des reins. Paris, 1840-41.

HEATON. — London medical Gazette, 1840.

PICARD. — Des symptômes de la néphrite. Thèse de Paris, 1849.

LASÈGUE. — Des accidents cérébraux de la maladie de Bright. (Archives gén. de méd.), 1852.

GALLOUIN. — Des accidents et complications de la néphrite albumineuse. Thèse de Paris, 1854.

PITOU. — Des accidents cérébraux consécutifs à la suppression de l'urine. Thèse de Paris, 1854.

BECQUEREL. — Archives générales de médecine, 1855.

PIDERET. — Des accidents nerveux dans le cours de la maladie de Bright. Thèse de Paris, 1855.

PICARD. — De la présence de l'urée dans le sang et de sa diffusion dans l'organisme, à l'état physiologique et pathologique. Thèse de Strasbourg, 1856.

TESSIER. — Thèse de Paris, 1856. Archives générales de médecine, 1856

GALLOIS. — Essai physiologique sur l'urée et sur les urates. Thèse de Paris, 1857.

LUTON. — Des séries morbides. Thèse de Paais, 1859.

ROSTAN — Leçons recueillies par SIREDEY. *In* Gazette des hôpitaux, 1860.

MICHEL. — Etude sur les accidents urémiques. Thèse de Strasbourg, 1860.

LORAIN. — De l'albuminurie. Thèse d'agrégation. Paris, 1860.

JACCOUD. — Thèse de Paris, 1860. Clinique médicale, 1867. Traité de pathologie interne.

PIHAN-DUFEILLAY. — Des morts subites survenant pendant l'enfance par suite des troubles du système nerveux. Thèse de Paris, 1861.

CAVASSE. — Gazette médicale de Paris, 1861.

FOURNIER. — De l'urémie. Thèse d'agrégation, 1863.

FABRIÈS. — Réflexions sur la pathogénie de l'albuminurie et de l'urémie. Thèse de Strasbourg, 1863.

PATAY. — De l'urémie. Thèse de Paris, 1865.

HIRTZ. — Leçons cliniques. *In* Gaz. méd. de Strasbourg, 1865.

CHALLAN. — Nouvelles recherches sur l'urémie. Du rôle des matières extractives de l'urine dans la pathogénie de cet état morbide. Thèse de Strasbourg, 1865.

HÉRARD, Bulletin de la Société méd. des hôp., 1867.

LEVAVASSEUR. — De l'urémie aiguë. Thèse de Paris, 1869.

CORNIL. — Des différentes espèces de néphrite. Thèse d'agrégation. Paris, 1869.

PARROT, FÉRÉOL, DUMONTPALLIER. — Bulletin de la Soc. méd. des hôp., 1867.

G. SÉE. — Leçons cliniques sur l'urémie. *In* Gazette hebdomadaire, 1869.

GUBLER. — Dictionnaire encyclopédique des Sc. méd. Albuminurie, 1869.

GUYADER. — Des accidents urémiques. Thèse de Paris, 1872.

PARROT. — Archives gén. de méd., 1872.

BÉHIER. — Leçons cliniques sur l'urémie. *In* Progrès médical, 1873.

CICILE. — De l'urémie. Thèse de Paris, 1873.

CHARCOT. — Progrès médical, 1874.

HUCHARD. — Union médicale, 1874.

CORVIN. — De l'urémie à forme dyspnéique. Thèse de Paris, 1875.

LOISEAU. — De la dyspnée urémique. Thèse de Paris, 1875.

LECORCHÉ. — Maladies des reins. Paris, 1875.

LANCEREAUX. — Article Rein. Dict. encyclop. des Sc. méd., 1875.

BOUDIN. — Des accidents urémiques dans le cancer de l'utérus. Thèse de Paris, 1876.

PHISALIX. — De la néphrite interstitielle aiguë. Thèse de Paris, 1877

HERVIER. — De la dyspnée urémique comme symptôme primitif de la néphrite latente. Thèse de Paris, 1877.

HUCHARD. — Union médicale, 1877.

BUCQUOY. — France médicale, 1878.

CUFFER. — Altération du sang dans l'urémie. — Pathogénie des accidents urémiques. — De la respiration de Cheyne-Stokes dans l'urémie. Thèse de Paris, 1878.

FRANCK. — Journal de l'anatomie et de la physiologie (novembre 1877).

RENDU. — Thèse d'agrégation. Paris, 1878.

G. SÉE. — Des maladies du cœur et, en particulier, de leurs formes anomales (diagnostic et traitement), 1879.

Paris. — A. PARENT, imprimeur de la Faculté de Médecine, rue M.-le-Prince, 29-31.

www.ingramcontent.com/pod-product-compliance
Ingram Content Group UK Ltd.
Pitfield, Milton Keynes, MK11 3LW, UK
UKHW021109200726
13857UKWH00003B/1143

9 782011 912176